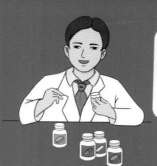

急症要命
身体预警你懂吗

胡维勤 主编

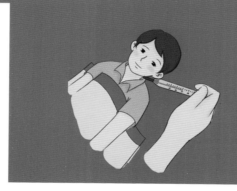

SPM 南方出版传媒

广东科技出版社 | 全国优秀出版社

·广州·

图书在版编目（CIP）数据

急症要命，身体预警你懂吗 / 胡维勤主编. — 广州：
广东科技出版社，2018.2
ISBN 978-7-5359-6836-4

Ⅰ.①急… Ⅱ.①胡… Ⅲ.①急性病－急救 Ⅳ.①R459.7

中国版本图书馆CIP数据核字(2017)第313479号

急症要命，身体预警你懂吗
Jizheng Yaoming, Shenti Yujing Ni Dong Ma

责任编辑：方　敏　李　莎
封面设计：深圳市金版文化发展股份有限公司
责任校对：罗美玲
责任印制：吴华莲
出版发行：广东科技出版社
　　　　　（广州市环市东路水荫路11号　邮政编码：510075）
http://www.gdstp.com.cn
E-mail：gdkjyxb@gdstp.com.cn（营销）
E-mail：gdkjzbb@gdstp.com.cn（编务室）
经　　销：广东新华发行集团股份有限公司
印　　刷：深圳市雅佳图印刷有限公司
　　　　　（深圳市龙岗区坂田大发路29号C栋1楼　邮政编码：518000）
规　　格：723mm×1 020mm　1/16　印张12　字数280千
版　　次：2018年2月第1版
　　　　　2018年2月第1次印刷
定　　价：38.80元

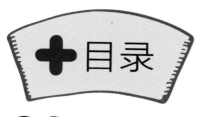

目录

CONTENTS

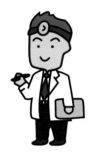

Part 1
感冒发烧不用怕，合理用药病自除

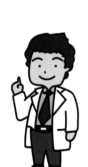

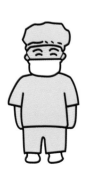

Part 2
不要以为休息一下头晕就好了

Part 3
急性心肌梗死与急性脑血管病的认识及处理

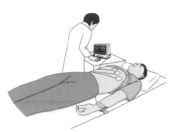
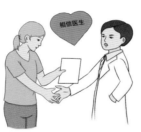
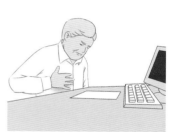

Part 4
远离猝死，从"阎罗王"手上把人抢回来

Part 5
不要忽略人体的这些征兆

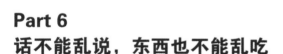

（2）贴上电击片

Part 6
话不能乱说，东西也不能乱吃

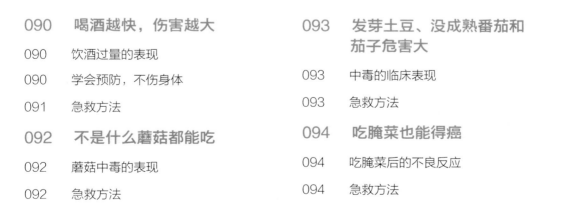

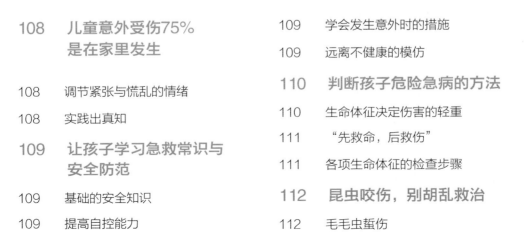

Part 7
检验父母急救常识的时刻

Part 8
外伤急救的技术信手拈来

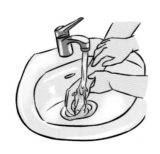

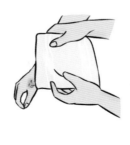

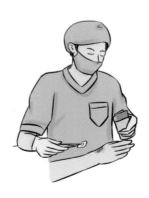

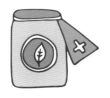

Part 9
遭遇户外伤害，你就是急诊医生

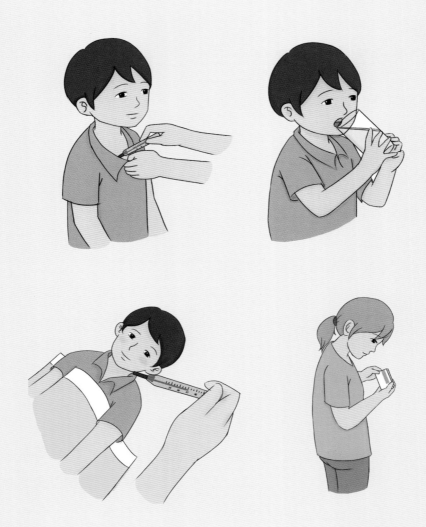

Part 1

感冒发烧不用怕
合理用药病自除

　　急诊医学科（室）或急诊医学中心是医院中重症病人最集中、病种最多、抢救和管理任务最重的科室，每天接待几百人，因此也是病毒细菌最集中的地方。故有些人习惯一感冒就跑去急诊科室求医，这样的做法是不提倡的。这一章会告诉大家，成人和孩子感冒如何区别、怎么选感冒药、怎么自行处理等。

成人感冒，少往急诊跑

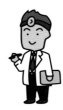

感冒是常见病、多发病。感冒到底有多"常见"？相关统计学者提供的数据显示，成年人平均每年感冒2~6次，儿童则为6~8次。其实90%的感冒人群是因为病毒引起的，而病毒一直存在于空气当中，会不会感染感冒病毒主要是看个人的免疫力。

消炎药不是万能药

在我国，消炎药通常是指抗生素或抗发炎的药物。在运用上，如果是针对感染所引起的感染性炎症，消炎药指的就是抗生素。若是作用于非感染引起的炎症，消炎药指的就是非类固醇抗发炎剂或类固醇。

抗生素是指抗菌药物、抗生素等，主要是用于治疗细菌或支原体等抗生素敏感细菌引起的疾病（炎症），但是炎症并不是全部都由这类细菌引起的，病毒感染、过敏、外伤、真菌感染等都有可能会引起炎症，而这些原因引起的炎症使用抗生素就起不了什么作用了。

医学上消炎药主要分为两种：一是激素类，如可的松龙、地塞米松等；而另一种就是消炎止痛药，如阿司匹林、泰诺林等。

如果滥用抗生素，不但不能解决感冒的问题，还有可能会导致一系列的副反应出现，如皮疹、腹泻、过敏性休克等；长期滥用抗生素还有可能会导致"超级细菌"（医学上叫多重耐药细菌）的出现，到时候所有抗生素都束手无策了。

中度发热无须处理

当体温超过正常值即37℃时，表示发热了，发热通常是由于感染引起的。如果你的孩子伴随有剧烈的头痛症状，则易引起脑膜炎。中度的发热对身体损害不大，但如果体温超过40℃，就会很危险。发热是生理反应之一，因此由医师找出病因、对症治疗是最根本且最重要的事。

相信每个人都有发热的经历，额头滚烫、头晕目眩，严重时浑身疼痛，甚至意识模糊、身体抽搐。其实，发热本身不是疾病，而是一种症状。它是体内抵抗感染的机制之一。发热甚至可能有它的用途：缩短疾病时间，增强抗生素的效果，使感染较不具传染性。

正常人的体温一般为36～37℃。临床上可区分为感染性发热和非感染性发热两大类。其中，感染性致热源为各种细菌、真菌、病毒、衣原体、支原体、寄生虫；非感染性致热源为无菌性坏死物质吸收，抗原抗体反应，内分泌代谢障碍，皮肤散热减少，体温调节中枢功能失常，自主神经功能紊乱。

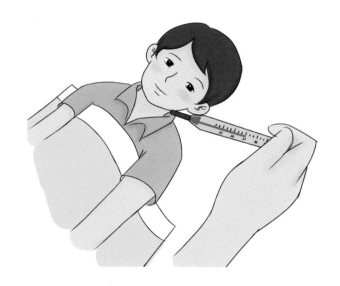

感冒药不能胡乱吃

平时很多人在感冒的时候都喜欢自己随意拿点感冒药来服用，其实我们建议感冒药尽量只吃一种，不要抓一大把。要根据症状来选择感冒药，如有打喷嚏、流鼻涕、流眼泪等症状可以选择服用含有抗过敏成分的感冒药；如果感冒并伴有鼻塞的现象，可以使用含有麻黄碱成分的感冒药；如果有咳嗽的，可以使用含有止咳成分的感冒药。但是如果重复使用药物，那么药物的副反应也可能会数倍地增加甚至直接损伤肝脏和大脑。

医院里病菌最多的地方——急诊科

尽量坚持。无论是成人或是小孩，若是感冒了，尽量先坚持3~4天，若是3~4天后咳嗽、打喷嚏、发热等症状没有减轻，反而加重，此时才去医院看，尽量不要去医院病菌高度密集的地方。

医院风险大。这年头只要一想到急诊就会想到大型农贸市场人头攒动的场面，很多人去医院看病都会有去急诊就医会快一点、好一点的念头，所以急诊科总是人山人海。并不是说急诊科不好，只是可能大家还不知道，急诊科的卫生环境看起来干净，但实际上充斥着看不见的各种病毒、多种多样的细菌，并且还不断产生新的细菌和病毒（因为有很多患者正在接受治疗），而对于一些简单的病情如发烧，一些可以在家自己处理的问题，也跑去看急诊，这就很容易会交叉感染，甚至会传染上其他疾病。

正确选择科室。例如发热，大可不必去急诊科，直接去发热门诊即可，呼吸道疾病的病菌主要靠飞沫传播，在人多集中的地方很容易交叉传染。而急诊科和输液室是人群非常集中的地方，感冒患者多，加之冬季医院会开放暖气，使得房间内空气不流通，更增加患者之间交叉感染的机会，甚至有可能加快病菌传播的速度，引起患者反复感冒、发烧等。

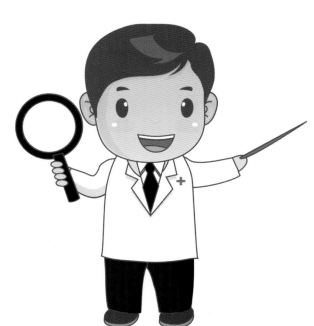

孩子发热不用慌

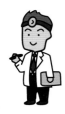

小儿发热是最为普遍的医学话题，虽然经过多年各种报道反复"科普"，但是人们仍然存在很多误区，许多不正确的处理方法会引发严重的后果甚至发生患儿死亡的悲剧。

发热标准

发烧，医学术语又称为发热，是由于致热原的作用使体温调定点上移而引起的调节性体温升高（超过0.5℃）。每个人的正常体温都会有所不同，而且还会受到许多因素（时间、季节、环境、月经等）的影响。常用的测量体温方法是腋下测量（测量时间为10分钟），超过37℃即可定为发热。正常人体温一般为36～37℃（腋下测量），低热为37.5～37.9℃，中等度热为38.0～38.9℃，高热为39.0～40.9℃，超高热为41.0℃以上。

发热的原因

引起发热的原因很多，最常见的是感染（病毒性与细菌性），其次是一些严重疾病引起的全身反应（恶性肿瘤、结缔组织病）。人体发热并不是全都是有害的，对人体也有有利的方面：发热时人体免疫功能明显增强，这有利于清除病原体，促进疾病的痊愈。发热也是疾病的一个标志，因此，体温不太高时，可通过多喝水来减少发热带来的不适感。但成人如体温超过40℃（小儿超过39℃）则可能引起头晕、惊厥、休克，甚至引发严重后遗症，故应及时就医。特别是小儿，如果出现抽搐等症状应遵照医嘱服用镇静药物。

小孩发热的注意要点

及时就诊

高热要及时去医院就诊，不能拖延，否则会损伤大脑。

不要乱服药

不要让 12 岁以下发热的儿童服用阿司匹林，否则可能会引发韦氏综合征，一种非常严重的肝脑疾病。

注意休息、补充水分

发热时请卧床休息，以利于恢复体力，早日康复。要注意补充水分，发热时体内水分的流失会加快，因此在可行范围内宜多饮用温开水、果汁及不含酒精或咖啡因的饮料。

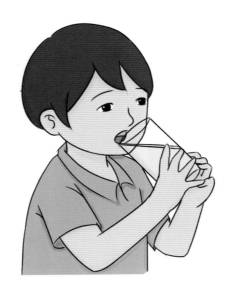

注意保暖

尽量避免穿过多的衣服或盖厚重的棉被，因为这样会阻碍身体散热，加重发热的不适与严重度。

📋 体温测量

　　基础体温是指机体静息状态维持最低正常代谢水平时的体温，通常是在睡眠6~8小时醒来后未进行任何活动时测得的体温。测量方法简单，但要求很严格。测量体温时，必须使用体温表，一般来说，体温表有腋温表、口表和肛表三种，具体测量方法请见下文。

腋下测量法

　　腋下测温，这是临床最常见的测量体温方法，这种方法比较安全、方便，特别适合儿童、老人以及病情较重的病人。测量时先将体温表水银柱甩至35℃以下，解开衣纽，揩干腋下，然后将水银端放于腋窝中央略前的部位，夹紧体温表，另一只手也可握住测量侧的手肘部以帮助固定。腋下测体温需测量10分钟，取出体温表后看清楚读数并做好记录。正常人腋下体温为36~37℃。如果是3岁以内或智力较差的小儿均需专人在旁看护，并协助用手扶托住体温表。

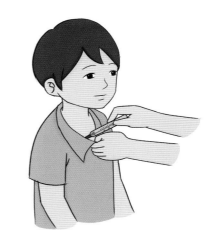

口腔测量法

　　口腔测温，这种方法较为准确、迅速、方便。测体温前，应先将体温表用体积分数为75％的酒精消毒，再将表内的水银柱甩至35℃刻度以下，然后将口表水银端斜置于病人舌下，叮嘱病人闭口（勿用牙咬），用鼻呼吸，3分钟后取出，擦净后观察水平线位置的水银柱所在刻度。一般成人正常口腔体温为36.2~37.2℃，小儿可高0.5℃。

肛门内测量法

肛表用于测量肛门体温。肛门内测量时，首先选用肛门表，用液状石蜡或油脂滑润体温表含水银一端，再慢慢将水银端插入肛门3.0～4.5厘米，家长用手捏住体温表的上端，防止滑脱或折断，3～5分钟后取出，用纱布或软手纸将体温表擦净，记录读数。肛门体温的正常范围为36.8～37.8℃。体温表用完之后，最好用浓度为75％的酒精消毒。

物理降温效果好

酒精擦浴是一种简易而有效的降温方法。酒精是一种挥发性液体，它在皮肤上迅速蒸发时，能够吸收和带走人体大量的热量。一般来说，对于高烧患者，在服用退烧药的同时，还可以辅以冰袋降温、冷湿敷、酒精擦浴等物理降温方法。

用酒精擦浴的方法

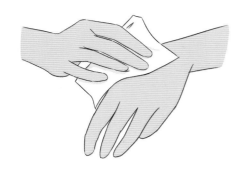

1 用一块小纱布蘸浸酒精，置于擦浴的部位，先用手指拖擦，然后用掌部做离心式环状滚动，边滚动边按摩，使皮肤毛细血管先收缩后扩张，在促进血液循环的同时，使机体的代谢功能也相应加强，并借酒精的挥发作用带走体表的热量而使体温降低。

2 使用酒精擦浴时要注意酒精浓度，一般以浓度为30％左右为宜。通常是先从病人的颈部开始，自上而下地沿着上臂外侧擦至手背，然后经过腋窝沿上臂内侧擦至手心。上肢擦完后，自颈部向下擦拭后背，擦浴的同时用另一只手轻轻按摩拍打后背，以促进血液循环。

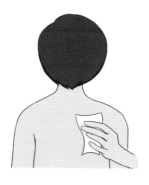

3 擦拭下肢时，可以从髋部开始，方法与擦拭上肢相同，每个部位擦拭3分钟左右。擦拭腋下、肘部、掌心、腹股沟、腘窝、足心等部位时，停留的时间应稍长些，以提高散热效果。最后擦拭背部。

4 酒精擦浴后用干毛巾擦干皮肤。

酒精擦浴的注意要点

1.如果没有酒精，可以用普通白酒代替，但一定要根据白酒的度数进行适当稀释，尤其是高度白酒，不宜直接用来进行擦浴。

2.高热寒战或伴出汗的患者，不宜用酒精擦浴。因寒战时皮肤和毛细血管处于收缩状态，散热少，如再用酒精刺激，会使血管更加收缩，皮肤血流量减少，进而妨碍体内热量的散发。

3.胸部、腹部及后颈部对刺激敏感，可引起反射性心率减慢和腹泻等不良反应，不宜做酒精擦浴。

4.擦浴过程中如发现患者出现寒战、脸色苍白等异常情况，应停止擦浴，盖好衣被保温，并及时请医生诊治。婴儿及体质虚弱者不宜使用酒精擦浴法降温。

药物别乱吃，对症用药好得快

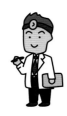

症状是疾病诊断的依据之一，随意用药会掩盖症状，造成诊断困难，甚至误诊。所以在明确诊断之前，最好不要随便用药。注意要按剂量服用药品，超量服用可能会产生不良反应，甚至导致死亡。

什么是药物

一般认为，凡是用于预防、治疗、诊断疾病或提高人们的生活质量，有目的地调节人的生理功能，并规定有适应证或者功能主治、用法和用量的物品，都可以称为药物。主要包括中药材（中药饮片）、中成药、化学原料药及其制剂、抗生素、生化药物、放射性药物、血清、疫苗、血液制品和诊断药物等。

正确服用药物可以帮助人们驱除病魔、保持健康，滥用药物则会带来一定的毒副反应，甚至会给人体造成极大的伤害。因此，我们只有正确认识药物，科学、合理地使用药物，才能发挥药物应有的作用，使药物真正成为人类健康的保护神。

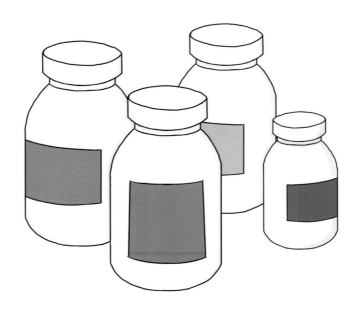

药物作用与疾病的关系

针对性用药

当致病微生物侵入人体时，会使某些组织器官受到损害，使人患上某种疾病。人体并非毫无反抗能力，机体本身具有一定的抗病能力，血液中的白细胞就是人体的防御大军，能吞噬、杀灭外来入侵的致病微生物，并使人体最终摆脱疾病的困扰。然而，一旦白细胞数量减少，机体的抗病能力也就随之下降，从而无力抵挡病原体的进攻，使病情加重。这时就需要服用一些相应的药物，杀灭微生物，帮助机体恢复健康。

增强免疫力

药物的作用虽然多种多样，但它们都是在机体原有生理、生化功能的基础上产生的，即药物只能影响机体的功能活动，而不能使机体产生新的功能活动。药物通过发挥其兴奋或抑制作用，使受损组织器官的功能得以恢复或接近正常，从而使机体恢复健康。因此，对疾病治疗起主要作用的是人体内在的抗病能力，属于内因；而所用药物只是起到辅助治疗的作用，属于外因，但外因在某些时候也是相当重要的，有时候甚至可以成为主要因素。

用药需对症

药物的治疗作用分为对因治疗和对症治疗。对因治疗是针对引起疾病的原因的治疗，目的是消除原发致病因子，彻底治愈疾病，也称"治本"，如使用抗菌药治疗细菌感染引起的肺炎等。对症治疗是针对症状的治疗，只能改善疾病的症状而不能根除病因，也称为"治标"，如用镇痛药止痛，用外用药止痒、消疹，用降压药降血压等。

治疗要治根

通常情况下，对因治疗比对症治疗更重要，因为只有消除致病因子，才能彻底治愈疾病。但对那些严重危及患者生命的症状，及时的对症治疗则显得尤为重要。如骨折时及时应用镇痛药，虽然不能消除致病因子，但能迅速缓解疼痛，从而避免发生休克。

感冒药使用的误区

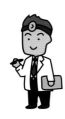

天气变化无常，时冷时热，此时最容易罹患感冒。得了感冒，大部分人都是自己到药店随意购买一点感冒药应付一下，更有部分人为了快速见效，不惜几种治疗感冒的药一起服用，认为这样定能药到病除。正是由于这种"理所当然"的念头，才让大部分人进入了使用感冒药的误区，对身体造成不必要的危害。

滥用解热止痛药

引起发热或疼痛的原因很复杂，其很可能是重病的初期。所以，在病因尚未查明时，用解热止痛药只能暂时缓解症状，并不能从根本上治疗疾病。另外，也会因此掩盖疾病的主要矛盾，造成治愈的假象，有碍医生做出正确的诊断，从而耽误治疗。如长期服用保泰松、消炎痛（吲哚美辛）等止痛药，有害无益。因为保泰松能引起水肿，也可引起再生障碍性贫血。消炎药可引起眩晕、精神障碍或腹泻、胃肠出血、胃溃疡等。

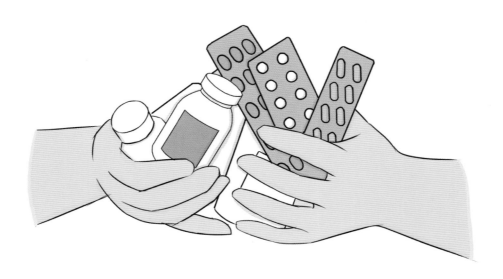

擅自多种药品并用

很多患者认为药多则疗效佳，从而忽视药物间的相互作用。其实，药物之间存在着配伍禁忌，服药不当时会产生耐药性、变态反应，加重某些脏器负担，这样反而不利于病体康复。

滥用抗生素、抗感染药物

现在的家庭几乎都有家用小药箱，以备用一些常用药。这种做法当然是好的，但是由于大部分人并没有相关的专业知识，所以乱买药、乱吃药的情况近年来十分严重，尤其是滥用副反应较大的抗生素，如青霉素类、头孢菌素类及氨基糖苷之类的药。抗生素可以说是西药中最大的品种，人们一有病首先就想到它，把抗生素看成是"万能药"。实际上，抗生素的副反应是不容忽视的，绝不可滥用。

小孩用成人药

孩子一旦感冒发热，有些家长就会给他们服用去痛片（索米痛片）、感冒通之类的成人药，认为只要减少用量就不会出现问题，其实这样做也是不妥的。儿童正处在生长发育的过程中，肝、肾等脏器发育不完善，药物解毒的酶系统、代谢系统均未完全成熟，因此许多药都不宜使用，否则易产生不良反应，重者可致残甚至死亡。如诺氟沙星可引起儿童关节病变，影响其正常发育；安痛定（阿尼利定）、去痛片（索米痛片）含有氨基比林成分，易引起儿童白细胞数量迅速下降，并有致命的危险；感冒通中的有效成分双氯芬酸（双氯灭痛）可损害肝肾功能，并抑制血小板凝集引起急性血小板减少。

正确的用药观

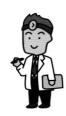

药物具有治疗疾病的作用，但若使用不当就很可能会引起一系列的毒副反应和不良反应，因此应格外谨慎。掌握一些正确的用药观念，对我们合理用药、快速治愈疾病具有重要意义。

要看清药物名称

一种药物有时可有多种药名，如通用名、商品名、别名、化学名、成分名等。有些药物的名称只有一字之差，作用却完全不同。因此在用药时要注意区分，不可错用。

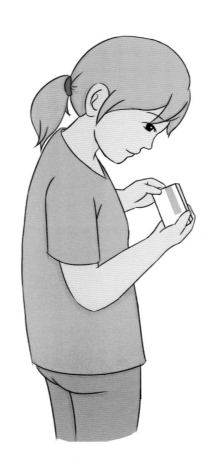

要对症下药

有些人不遵照服药说明和医嘱来服药，而是凭着自己就医经验和感觉来擅自更改剂量。用药剂量的调整应当非常慎重，处方药应当在医生的指导下循序渐进地服用。擅自盲目增加剂量，药物毒副作用也会相应增加。对自己不清楚如何服用的非处方药，应该咨询专业人士。有些人常常会根据医生开过的药买药吃，但是很多疾病即使症状相似，也可因时间、因人各不相同，治疗效果反而不佳。更不能擅自长期服用某一种药物，否则人体本身会产生抗药性，从而影响药效的发挥，对人的机体造成很大伤害。

要了解药物的使用方法

不同的药物具有不同的使用方法，如口服、舌下含服、嚼碎后吞服、喷雾吸服、肛塞、外涂等，使用前要仔细阅读药品说明书或向医生请教，以免因服药方法不当而影响治疗或伤害身体。

掌握适当的用药剂量

剂量不足达不到理想的治疗效果，剂量过大就会产生毒副作用。因此要严格遵照药品说明书或医生指示的使用剂量，不可擅自增加或减少剂量。如果没有特别说明，说明书上标明的剂量一般为成人的常用剂量，小儿或老年人使用应按规定折算。

要留意注意事项或禁忌证的内容

有些药物对某些特定人群不适用，或在使用时有各种条件限制，尤其是老年人、孕妇及儿童用药，更需特别注意。如一些常见的抗组胺药，在服用后常会产生睡意，给需要驾驶或操作机器的人带来危险。有的药品说明书上标有"肝肾患者慎用""12岁以下儿童禁用""孕妇慎用""禁食生冷辛辣食物"等内容，一定要严格遵守。

要注意药物的不良反应

服药后如果感觉不适或有过敏反应，如起红疹、嘴唇肿胀、呼吸急促等情况，应立即停止服药并尽快就医，以确认是否属于药物引起的不良反应，并记下药名，以便医生在病历上留下个人药物过敏记录，作为以后就医时用药的参照。

把握好停药时间

有些药物需要连续服用较长时间才会有效，如心血管药、降血糖药、抗帕金森病药等，必须严格地遵照医嘱长期服药，切勿擅自中途停药，以免造成治疗失败或引起严重后果。若是症状解除类药物，一般在症状消失后即可停药，如头痛药等。在忘记服用药物时，最好先向医生进行咨询，不要私自添补，以免因重复过量服用而导致中毒。

不要服用家人的药

有的患者认为自己的症状与家人相似，就擅自服用医生为家中其他成员所开的药物，这样做是不合适的，因为即使症状相似也并不代表是同一种疾病，胡乱使用别人的药是十分危险的。同时，也不要介绍所谓的"好药"给好朋友。

注意有效期及不要服用上次剩下的药

用药前要先仔细看一下药品说明书上的有效期或失效期，发现过期或已经变质的药物应该马上丢弃，不要再使用。

除非经医生同意，否则不要擅自服用上次吃剩的药，更不要把吃剩的药送给别人。

正确储备常用药物

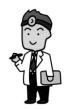

几乎每个家庭都有储备常用药的习惯，而对于药物的放置位置及时间等，又有何注意事项？专家表示，一些常用药物和急救类药物，是每个家庭都应该储备的，并且我们要知道如何处理这些药物，正确使用这些药物。

防潮、防光、防高温

最好把药物分门别类地放置在一个药箱当中，而且药箱应处于阴凉，避免阳光直射、受热和防止受挤压的地方。

勤检过期药物

药物的保存时间不宜太长，每隔一段时间应该对药物进行检查，及时更换。

合理放置药物药箱

常备药物通常是在紧急情况下使用的，所以药物应放在儿童拿不到的地方，以防儿童误服，并且药箱不能上锁，以免紧急情况下不能及时使用；对于一些毒性较大的药物需要单独放置，防止误服。

成人药物、儿童药物、内服药物、外用药物需要分别存放，有需要时还可以在标签上注明并且尽量不要大量储存药物，药物品种和数量宜精不宜多。

保持包装与说明书的干净和完整

药品上原有的包装说明，药品名称的标签和说明书必须要保持完整、清晰。

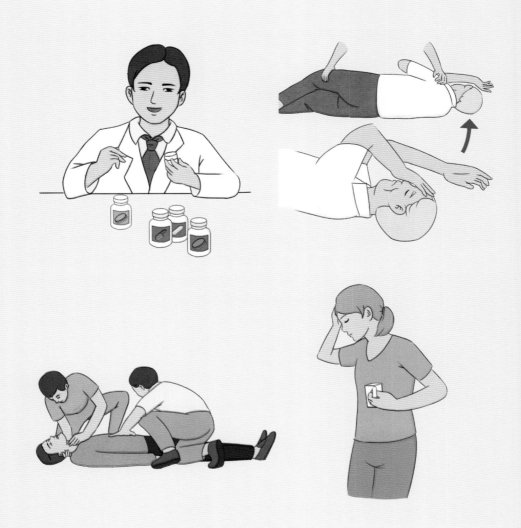

Part 2

不要以为休息一下
头晕就好了

　　说起头晕，相信大家都不会陌生，譬如正在做事情的时候忽然感觉天旋地转，需要一段时间才能缓解过来，其实，这就是日常所说的"头晕"。别看它感觉不严重，轻则可能是累了而已，但是通常都是预示着你的身体可能要得病了！

　　它是常见的症状，是一种极为多见的脑部功能性障碍，同时也是临床多见的现象之一，是很多严重疾病的前驱症状之一。

但凡头晕都不能忽视

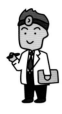

　　头晕，大部分人都会认为只是小问题，因为饿的时候会头晕，经期前后会头晕，蹲久了站起来也会头晕。通常情况下，偶尔出现或因体位改变的头晕，一般不会有太大的问题，但是，如果长时间头晕或者伴有其他特别症状的头晕，就必须引起注意了，因为这就说明人体出现问题了，我们一起来看看下面的表格：

头晕的类型	头晕的表现	可能预示的疾病	疾病的症状
头晕（单一型）	头昏脑涨，头重脚轻	贫血	头晕、眼花、耳鸣、脸色苍白、心慌、心跳、乏力、月经不调、夜寐不安等
头晕（反复发作型）	天旋地转式，即觉得周围都在旋转，身体都要倒下的感觉	良性、阵发性、位置性眩晕	躺下、坐起、仰头、低头或翻身时会出现短暂眩晕，还会伴有眼球震动等
头晕合并耳鸣、耳朵胀痛型	持续几分钟到几小时的头晕，可能还出现恶心、呕吐并伴有耳鸣、耳朵胀痛	美尼尔氏综合征；听神经瘤；高血压；动脉硬化；精神压力大	眩晕、耳聋、耳内闷胀感、耳鸣、头痛、失眠、胸痛、腹痛等
头晕合并恶心呕吐型	头晕、恶心呕吐，有些人还出现四肢麻痹、失语	脑梗死；颈椎病；椎—基底动脉供血不足；脑肿瘤；脑膜炎；脑出血；食物中毒	腹痛、腹泻、头痛、颈部酸痛、经常打哈欠、四肢麻痹、脸色发白、大汗淋漓等

不可掉以轻心的症状

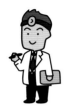
相信大部分人都把眩晕、晕厥、休克、昏迷等认为是同一个问题，但其实这三种情况是不一样的，它们都不属于独立的疾病，也不属于疾病名称，更不属于相同的疾病，而是属于三种不同的危险状态，其病因、危险程度、临床表现、急救方法也完全不同。

眩晕

眩晕是指因机体空间定向和平衡功能失调所产生的自我感觉，是一种运动性错觉。患者会感觉头晕、目眩，难以保持平衡。

可能的病因及症状

1.耳鼻喉科疾病及全身性疾病，如糖尿病、高血压、低血压等都可能引发眩晕症。

2.眩晕多呈突发性而无前驱症状。睁眼时自觉周围物体沿一定方向或平面旋转，或有左右摇晃感；闭目时上述症状减轻。因此发作时患者宜采取一定的体位闭目静卧，不宜转动。尽管有时因惊骇而倒地，但神志完全清醒。患者常伴有恶心呕吐、脸色苍白、出冷汗及血压下降等症状。数分钟或数小时后症状自然缓解并消失，转入间歇期。间歇期的长短因人而异，有终生只发作一次者，也有反复多次发作者。

3.眩晕时有耳鸣现象，多次眩晕者会导致听力下降甚至耳聋；头有胀满感；在发作高潮时观察患者的眼球，一般可见到有快慢不一的不自主的震颤。

急救方法

1 要安慰患者，解除他们的恐惧，解释适当的预防措施对缓解病情的良好作用，增强患者的信心。

2 在发作期间要卧床休息，闭目，头部固定不动。保持环境安静，避免嘈杂吵闹，以消除剧烈的眩晕感。

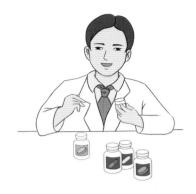

3 除适当控制饮水和食盐外，可按照医生的指示服药。

- -

4 避免过度劳累和精神紧张，生活上要有规律，劳逸结合。

 晕厥

　　晕厥又称昏厥、昏倒，常因大脑暂时性缺血、缺氧而引起，有短暂性意识丧失；而昏迷意识障碍历时较长，常以小时或天计。晕厥与昏迷不同，昏迷的意识丧失时间较长，恢复较难。晕厥与休克的区别在于休克早期无意识障碍，周围循环衰竭征象较明显而持久。对晕厥患者不可忽视，应及时救治。晕厥是临床常见的综合征，具有致残甚至致死的危险，表现为突然发生的肌肉无力，姿势性肌张力丧失，不能直立及意识丧失。

可能的病因及症状

　　1. 多见血管抑制性晕厥、颈动脉窦性晕厥、直立性低血压晕厥、咳嗽晕厥、排尿性晕厥、大量失血和失水所致晕厥，或由严重心律不齐、急性心肌梗死、心瓣膜病、颈椎病、脑血管痉挛和严重缺氧、中毒、低血糖、癔症、癫痫、贫血等原因引起发病。

　　2. 无论哪种晕厥，发病多突然开始，出现头晕、心慌、恶心呕吐、脸色苍白、全身无力，意识模糊持续数秒钟至数分钟后自然清醒，随之周身疲惫无力，稍后自动恢复，一般无抽筋和尿失禁症状，但常有外伤。

急救方法

1 患者脸色苍白、出冷汗、神志不清时，立即让患者蹲下，再使其躺倒，以防跌撞造成外伤。

2 使患者平卧，头放低，松解衣扣，可用手指按压人中、百会、内关、涌泉等穴。

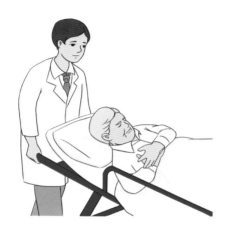

3 原因不明的晕厥，应尽快送医院诊治。

休克

休克是指由于多种原因造成人体组织未能够获得足够的血液供应，细胞无法获得支援生命的必需养分而导致循环衰竭的状态。休克是疾病严重的表现，是病情危重、凶险的信号之一，如不及时抢救可迅速危及病人的生命。

可能的病因及症状

1.**心源性休克：**由急性心肌梗死、心律失常、肺栓塞及心包填塞等引起。

2.**低血容量性休克：**由出血、烧伤、肠梗阻和骨折等引起。

3.**感染性休克：**由败血症、肺炎及其他感染性疾病所致。

4.**过敏性休克：**如青霉素、普鲁卡因过敏等引起的休克。

5.**休克患者主要表现：**脸色苍白、四肢厥冷、口唇及指甲发绀、大汗淋漓、脉搏细弱而快、尿少及血压下降，还有烦躁不安、嗜睡、意识模糊、谵妄甚至昏迷等神志改变。

6.休克症状加重：血压会明显降低，脉压小，心音弱，意识模糊，四肢发冷，发绀加重，尿量减少至小于20毫升/时或无尿。休克且伴随病情加重，出现昏迷，生命器官如肾、肝、心、肺功能衰竭，治疗反应差，进入不可逆性休克。

急救方法

1 将患者平卧，可以将双下肢略抬高，以利于静脉血回流，保证相对较多的脑供血。如有呼吸困难可将头部和躯干抬高一点，以利于呼吸。

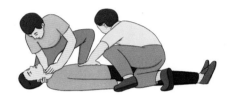

2 确保气道畅通，防止发生窒息。可把患者颈部垫高，下颌托起，使头部后仰，同时解开衣扣，将头偏向一侧，以防止呕吐物吸入气道。

3 休克患者体温降低，怕冷，应注意为患者保暖，盖好被子。但感染性休克常伴有高热，应给予降温，可在颈、腹股沟等处放置冰袋，或用酒精擦浴。

4 保持周围环境畅通和安静，如有条件可给患者吸氧，并及时拨打"120"急救电话。如为出血性休克，应立即采取有效的止血措施。

昏迷

昏迷是由于各种原因导致的脑功能受到严重、广泛的抑制，意识丧失，对外界刺激不发生反应，不能被唤醒，是最严重且持续性的意识障碍，也是脑功能衰竭的主要表现之一。昏迷往往是疾病严重的表现，可危及生命。

可能的病因及症状

1.脑出血、脑梗死、脑外伤、脑肿瘤、脑炎等脑部疾病可能会引起昏迷。

2.由细菌、病毒、真菌引起的脑膜炎，全身感染引起的虚性脑膜炎，脑出血、脑外伤等血液进入蛛网膜下腔等也可能造成昏迷。

3.感染性疾病、内分泌疾病代谢障碍性疾病、电解质紊乱、白血病、脑病、癫痫持续状态、窒息、循环骤停等均可导致昏迷。

4.由重金属、有机磷、一氧化碳、酒精等引起中毒而导致昏迷。

5.昏迷前有头痛剧烈、头昏眼花、四肢麻木无力、血压极度升高等不良现象所致。

6.轻度昏迷者意识大部分丧失，对疼痛刺激尚有反应，并且瞳孔对光有反应。

7.深度昏迷者全身肌肉松弛，对外界刺激的深浅反射均消失。

急救方法

1 保持安静，绝对卧床。切勿让患者枕高枕，同时避免不必要的搬动，尤其要避免头部震动。

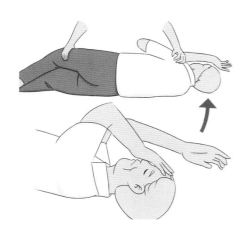

2 将患者摆成"昏迷体位"（具体操作方法参见本书第三章最后一个小节内容），确保气道通畅。如患者口腔中有呕吐物、分泌物，需及时清理。如患者有活动假牙，应立即取出。

3 注意保暖，为患者盖好被子，防止受凉。

4 及时拨打"120"急救电话。

低血糖头晕更可怕

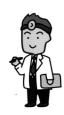
低血糖是由于多种原因引起的静脉血糖浓度低于特定的水平，以致交感神经兴奋和脑细胞缺氧，从而出现的一系列症状。有时，过度饥饿、酗酒、体温过低、剧烈运动而没有及时补充糖分，也有可能导致低血糖。

低血糖的病因及症状

1.胰岛 β 细胞瘤及各种内分泌疾病都会引起低血糖症；糖尿病患者由于饮食控制，进行降血糖治疗中易引起低血糖症；严重的肝功能衰竭、肾功能衰竭、进食太少或进食间隔时间太长也会引起低血糖症。

2.临床上，反复空腹低血糖提示有器质性疾病；餐后出现的反应性低血糖，多见于功能性疾病。

3.空腹低血糖相关的器质性疾病：体内降低血糖的物质（如胰岛素）过多，常见于胰岛素瘤、胰高血糖素缺乏等症；某些重症疾病，如肝衰竭、心力衰竭、肾功能衰竭、营养不良等；注射胰岛素、磺脲类降糖药、水杨酸等药物。

4.餐后（反应性）低血糖相关的功能性疾病：糖类代谢酶的先天性缺乏，如遗传性果糖不耐受症等；特发性反应性低血糖症；滋养性低血糖症；功能性低血糖症；2型糖尿病早期。

低血糖的危害

低血糖直接损害脑细胞，这是因为脑组织所需的能量是全靠血液中的葡萄糖来作为能量供应的，脑组织本身储存葡萄糖的量是非常少的，仅仅足够维持5~10分钟的脑细胞功能，所以，每当发生血糖过低时，脑组织非常容易受伤害；如果低血糖昏迷持续6小时或以上，人体脑细胞会受到不可逆的严重伤害，有可能会直接导致痴呆，即使在治疗痊愈后脑组织也不能恢复正常。总结四点如下：

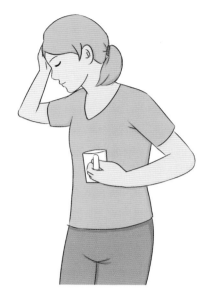

1. 若患者出现长时间低血糖昏迷并且未能及时抢救，有可能会直接造成死亡。

2. 低血糖会刺激心血管系统，提升心脑血管意外的概率，如急性心肌梗死、脑卒中等。

3. 低血糖反应如果长时间反复，会对人体中枢神经系统造成不可逆的损害，从而导致脑部功能障碍。

4. 反复发生低血糖会导致病情变得难以控制。因为低血糖时，体内的升糖激素会增加，导致苏木杰反应（午夜低血糖然后出现早晨高血糖的现象）。

1. 如家中有容易出现低血糖的患者，最好在家中常备葡萄糖片、方糖、甜饼干、甜牛奶等。

2. 服用α-葡萄糖苷酶抑制剂类药物的患者在发生低血糖时，不能食用蔗糖来急救，可以食用葡萄糖。

3. 静脉推注浓度为50%的葡萄糖40～60毫升是低血糖抢救最常用和最有效的方法。

要命的中暑

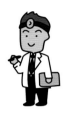

中暑是人体在高温和热辐射的长时间作用下，身体的体温调节功能出现障碍，导致水、电解质代谢紊乱及神经系统功能损害。中暑是一种可威胁生命的急症，若未给予及时处理，可能引起抽搐、永久性脑损害、肾脏衰竭甚至死亡。

中暑三大症状

先兆中暑

在高温环境中，体温正常或稍高，不超过37.5℃，但出现头晕、眼花、耳鸣、恶心、胸闷、心悸、四肢无力或麻木、口渴、大汗、注意力不集中、动作不协调等症状。

轻症中暑

体温超过38℃，除具先兆中暑症状外，还有皮肤潮红或脸色苍白、呕吐、气短、皮肤灼热或湿冷、脉搏细弱、心率增快、血压下降等症状。

重症中暑

重症中暑又分为热痉挛、热衰竭、日射病和热射病，症状分别如下：

1.热痉挛：肌肉突然出现阵发性的痉挛疼痛，出现汗闭、口渴、尿少、头痛及不安等症状。

2.热衰竭：常发生于老年人及一时未能适应高温的人，体温正常或稍微偏高，出现头晕、头痛、心慌、口渴、恶心、呕吐、皮肤湿冷、血压下降、晕厥或意识模糊等症状。

3.日射病：开始时剧烈头痛、恶心呕吐、烦躁不安，继而可出现昏迷及抽搐。

4.热射病：早期有大量冷汗，继而无汗、呼吸浅快、脉搏细速、躁动不安，甚至意识模糊、血压下降，逐渐向昏迷伴四肢抽搐发展，严重者可产生脑水肿、肺水肿、心力衰竭等危症。

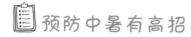

预防中暑有高招

1.出行要躲避烈日。 夏日出门记得备好防晒用具，最好不要在10~16时在烈日下行走，因为这个时间段的阳光最强烈，发生中暑的可能性是其他时间的10倍。如果此时必须外出，一定要做好防护工作，如打遮阳伞、戴遮阳帽、戴太阳镜，有条件的最好涂抹防晒霜；准备充足的水和饮料。此外，在炎热的夏季，防暑降温药品如十滴水、人丹、风油精等一定要备在身边，以备应急之用。外出时穿的衣服尽量选用棉、麻、丝类的织物，应少穿化纤品类服装，以免大量出汗时不能及时散热，引起中暑。

2.这些人需特别注意。 老年人、孕妇、有慢性疾病的人，特别是有心脑血管疾病的人，在高温季节要尽可能地减少外出活动。

3.别等口渴了才喝水。 口渴时表示身体已经缺水了。最理想的是根据气温的高低，每天喝1.5~2.0升水。出汗较多时可适当补充盐水，补充人体因出汗而失去的盐分。另外，夏季人体容易缺钾，使人感到倦怠疲乏，含钾茶水是极好的消暑饮品。

4.夏天多吃时令蔬菜。 生菜、黄瓜、西红柿等含水量较高；新鲜水果，如桃子、杏、西瓜、甜瓜等水分含量为80％~90％，都可以用来补充水分。另外，乳制品既能补水，又能满足身体的营养之需。

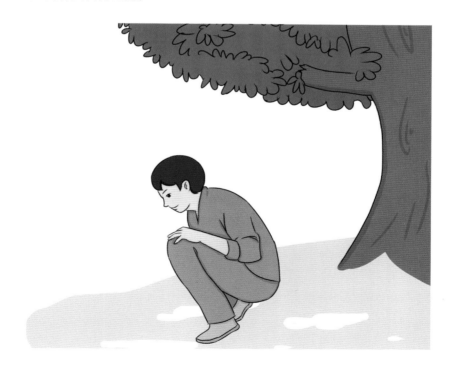

高血压，头晕是第一症状

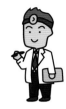

高血压病是指通常在静息的情况下，动脉的收缩压和舒张压的增高（收缩压≥140毫米汞柱，舒张压≥90毫米汞柱），常伴有脂肪以及糖代谢的紊乱和脑、心、肾以及视网膜等器官的功能性或者器质性的变化，它是一种全身性疾病。

高血压的症状

1. 患者会先出现剧烈头痛、眩晕、视力模糊等症状，如不及时处理，病情将进一步恶化，进而发生神志改变、恶心、呕吐、腹痛、呼吸困难、心悸等病症。

2. 重症者会出现抽搐、昏迷、心绞痛、心力衰竭、肾功能衰竭、脑出血等严重症状。

3. 高血压临床表现为患者血压突然升高、心率加快、异常兴奋、发热、出汗、口干、皮肤潮红或脸色苍白、手足发抖，并常有头痛剧烈、头晕、气急、心悸、视力模糊或暂时失明、心绞痛等现象。

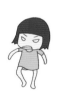

高血压的症状

用对方法赶走高血压

1. 工作和生活应劳逸结合，保持充足且高质量的睡眠，注意锻炼身体，并且合理调节饮食，最好食用低盐、低动物脂肪的食品，并且尽量避免含胆固醇丰富的食物。身体偏胖的患者应适当控制进食量和热量，适度减轻体重，并且戒烟、戒酒。服用少量镇静剂可缓解精神紧张等部分症状，建议选用安定、溴化钾、苯巴比妥、氯氟卓等药品。

2. 高血压患者应根据不同程度的病情合理服用降压药物，把血压保持在正常或者接近正常的水平，这对于缓解症状、延缓病情发展和预防脑血管意外、心力衰竭以及肾功能衰竭等一系列并发症都有很大的作用。

3.建议高血压患者采用临床治疗结合康复性治疗的方法，这样可以更有效地降低血压，缓解症状，稳定治疗效果，同时也可以减少药物使用量。康复性治疗还可以改善心、脑血管功能和血脂的新陈代谢，防治血管硬化，对减少心、脑、肾的并发症有非常大的帮助。

学会快速检查

晕倒后快速检查步骤	
检查项目	检查原因
看血压、心率	如果发现患者没有心跳和血压，必须第一时间进行心肺复苏，并迅速送往医院接受后续治疗
看意识、舌头、五官	只要患者意识清楚，并且舌头吐出后居中，并没有偏向某一侧，口眼也没有歪斜，即能说明没有中风
观察晕倒地点	排除以上问题后，要观察患者晕倒的地点，因为如果是在洗澡房晕倒，可以优先考虑缺氧的原因，暂时能排除脑部病变
与患者说话	如果患者出现说话不利索或根本无法说话的情况，再结合观察舌头、五官，即能判断出是否脑部病变
观察瞳孔	首先能判断患者现在体内问题的严重程度（瞳孔散大或缩小），或排除脑出血的可能，因为脑出血患者的瞳孔会一边大一边小
检查四肢	主要观察四肢的肌力、肌张力等或有无震颤、是否能活动，四肢的力量是否对称，能排除脑中风、重症肌无力等的问题

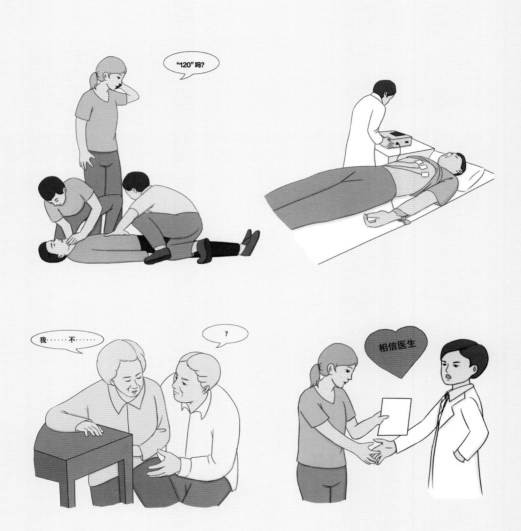

Part 3

急性心肌梗死与急性
脑血管病的认识及处理

　　急性心肌梗死与急性脑血管病的病理基础都是动脉粥样硬化。二者可以先后发病，也可一同发病，二者合并出现时病情将会更加严重，并且预后较差。

　　急性心肌梗死与急性脑血管病通常为老年人的常见病、多发病，但是近几年的统计数据显示，此类疾病已经开始年轻化了，因此我们有必要对二者的相关知识加深认识，使得能够早发现、早治疗，挽救更多的患者。

认识急性心肌梗死的预兆和自救

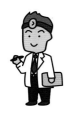

急性心肌梗死是由于冠状动脉粥样硬化、血栓形成或冠状动脉持续痉挛，使冠状动脉或分支闭塞，导致心肌因持久缺血、缺氧而发生坏死，可并发心律失常、休克或心力衰竭，常危及生命。

急性心肌梗死的预兆

急性心肌梗死发作前1~2天通常都有前期症状，一般表现为胸部突然刺痛或右上腹部疼痛并且向右肩放射性蔓延，但是由于症状不会很明显或持续很久，所以导致很多人不重视，从而延误诊断，也正因为如此，很多急性心肌梗死患者在院前急救的环节中不幸去世。急性心肌梗死是常见的心脏疾病，容易威胁到人体健康，所以我们必须了解急性心肌梗死的前兆才行。有以上症状表现时，应及时到医院就诊。

心肌梗死发作的症状

1.患者发病时心前区闷胀不适、钝痛，钝痛有时向手臂或颈部放射，伴有恶心、呕吐、气促、脸色苍白及出冷汗等症状。女性通常表现为胸部闷痛，而老年人则更多表现为呼吸困难。

2.急性心肌梗死的临床表现差异极大，有的发病十分凶险，迅即死亡；有的表现轻微或不典型，甚至没有胸痛的表现，易延误就医时间；有的则演变为陈旧性心肌梗死。

3.冠心病患者如果出现不明原因的晕厥、呼吸困难、休克等，应首先想到可能是急性心肌梗死发生了。急性心肌梗死多由冠状动脉粥样硬化所致，其次为梅毒性主动脉炎所致。急性心肌梗死患者，常有心绞痛反复发作的病史，其疼痛程度比心绞痛剧烈，且持续时间较长。有时痛似刀割，并向左肩、前臂和上腹等处反射，常有烦躁不安、大汗淋漓、脸色苍白、手脚冰冷、脉搏细弱、血压下降，并且有严重心律失常等症状，甚至心搏骤停而猝死。

急性心肌梗死的应急处理

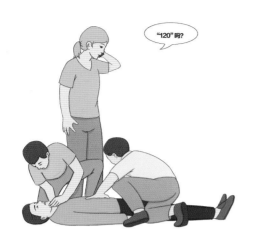

"120"吗?

1 不管是什么情况，但凡遇到上述症状时，必须及时呼救，并且迅速拨打"120"急救电话，如果患者意识清醒，没有痛苦表情，说明病情暂时还没恶化，在拨打完急救电话后，可让患者深呼吸，然后用力咳嗽，可起到与胸外心脏按压相同的效果。

2 只要怀疑有可能是急性心肌梗死发作，就务必让患者绝对卧床，保持镇静，不要搬动病人强行去医院，同时解开病人的衣领、腰带。若病人发生休克，立即撤下枕头，清理口腔中的呕吐物、分泌物，然后将下颌抬起，使头部保持后仰。

3 如果患者持续胸闷、胸痛20分钟以上，并且口服硝酸甘油或速效救心丸也无法缓解症状，应立刻口服阿司匹林100～200毫克，如果身边有硫酸氢氯吡格雷片（波立维，一种溶栓的药物），也一并服下300毫克，这样能有效地为患者争取宝贵的生存时间。

! 注意

对阿司匹林过敏，或有主动脉夹层、消化道出血、脑出血等病史者，不能服用阿司匹林。

在等待医护人员赶来期间，密切观察病人的情况，如出现脸色苍白、手足湿冷、心跳加快等情况，多表示已发生休克，此时应保证病人气道畅通。如病人心脏骤停、呼吸衰竭，不可晃动呼叫病人，而应采用徒手心肺复苏术急救。

了解急性心肌梗死的不典型症状

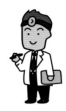关于急性心肌梗死典型症状的描述是心前区胸骨后的压榨样疼痛，伴濒死感，持续时间多大于半小时，休息及含服硝酸甘油无缓解。多位知名人士的猝死也在反复提醒大家急性心肌梗死的症状可不全是教科书式的表达，有一些症状不典型，使患者和医生都放松了对本病的重视。下面我们就对本病的不典型症状加以总结。

呼吸困难

呼吸困难和胸痛都是急诊室经常遇到的两大心内科急诊症状，代表心力衰竭和心肌梗死的鉴别诊断方向。但是必须认识到，突然发生的呼吸困难是急性心肌梗死不典型的症状。有心力衰竭病史的患者发生急性心肌梗死时典型胸痛很少见，更容易表现为心力衰竭症状突然恶化。当呼吸困难掩盖了急性心肌梗死的临床表现时，临床医生只考虑心力衰竭而忽视了急性心肌梗死。

不典型心肌梗死的表现

1. **牙痛、下颌痛**。表现为剧烈牙痛，但牙痛部位不确切，往往数个牙齿都感到疼痛，并且常伴有大汗淋漓、面色苍白、濒临死亡的感觉。

2. **腹痛**。常见表现为上腹痛，临床上易误诊为急性胃炎、消化道溃疡、胰腺炎、胆囊炎、急腹症等。

3. **无痛性心肌梗死**。多见于老年人，特别是糖尿病患者，其发生心梗时，常表现为上腹部堵闷、心悸、低血压状态、心律失常或休克等。

4. **其他不典型表现**。如以脑卒中为首发症状，表现为头晕，肢体瘫痪或突然意识丧失、抽搐等；以心力衰竭为首发症状，表现为劳力性气促、发绀、烦躁等。

📋 非特异性症状

1. 脑卒中型。本型常以脑卒中为首发临床表现，缺血性胸痛症状并不典型，多因急诊需要完善心电图或心肌酶意外发现，要注意和脑心综合征加以鉴别。

2. 非特异性症状。非特异性症状包括突发神经精神症状、突发乏力虚弱、突发冷汗、恶心、呕吐、发热等症状。极个别老年人以突发乏力和低热为主要症状。

📋 三类人群急性心肌梗死不出现胸痛

一般情况下，急性心肌梗死都会有典型的胸痛症状，但是也有一部分人，胸痛不明显或者没有胸痛，如部分长者、部分女性患者、部分糖尿病患者的疼痛感比普通人弱，因此危险性更大，所以但凡身边有此类人群，家属都应格外留意。一旦他们出现不适，特别是长者和糖尿病患者，应立即停止一切体力活动，半躺休息，并且要安稳心理波动。此时亲属们要密切关注其变化，若是发现症状没有减轻反而增加，就必须立即拨打急救电话；而女性患者，通过临床观察发现，急性心肌梗死发作时超过半数无胸痛的症状，反而出现无缘由的牙痛、胃痛、上臂痛等症状，并且症状持续时间较短，所以很容易会被忽略，特别是伴有高血压、糖尿病等女性患者，要格外注意。

注意

必须指出，上述症状分类是人为、相对的，急性心肌梗死首发症状并非孤立、单一的，临床实践中应当注意总结，加以辨别，从而提高不典型症状急性心肌梗死的检出率，减少误判、漏判。

预先做好准备工作

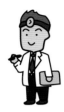

日常生活中，当身边的人发生胸痛，持续超过30分钟，同时伴有心电图及心肌酶的特异性表现，可以初步考虑急性心肌梗死。急性心肌梗死死亡率极高，下面我们一起说说如果发现急性心肌梗死该如何处理。

静卧休息

某些不负责任的宣传资料称，急性心肌梗死发生后不能躺下，否则可能再也起不来。事实上，急性心肌梗死发生后，若条件许可的话一定要静卧，这样有助于降低心肌耗氧，减少梗死面积或心脏破裂的风险。如果条件允许，这个阶段可以给患者持续心电监护，建立静脉通路。

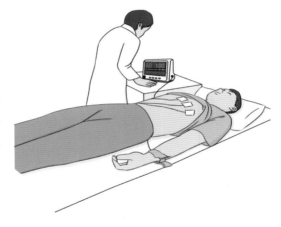

吸氧

条件允许的情况下建议患者吸氧，如果是鼻导管吸氧的话，建议氧流量控制在2~4升/分钟，血氧饱和度控制在94%以上。吸氧有助于防止梗死面积扩大，能有效降低病死率。

止痛

止痛首选吗啡，3毫克吗啡静脉推注，既能起到止痛的作用，还能扩张血管从而降低左心室前后负荷和心肌耗氧量的作用，条件允许情况下首要推荐。

其次是硝酸甘油，急性心肌梗死发生后，如果患者血压偏高，可以含服硝酸甘油。硝酸甘油是通过抗心肌缺血而镇痛，副作用是可能影响血压，建议静脉使用时注意监测血压。

再次就是β受体阻滞剂，如果患者没有低血压或慢性心律失常等β受体阻滞剂禁忌证的话可以尽快使用β受体阻滞剂，有助于减小梗死面积，降低心肌耗氧。

抗血小板治疗

急性心肌梗死发生后，如果条件允许，应及时给患者顿服抗血小板药物，比如阿司匹林肠溶片、氯吡格雷、替格瑞洛等药物。一般服用方案是阿司匹林肠溶片300毫克加硫酸氢氯吡格雷片300毫克顿服，或者是阿司匹林肠溶片300毫克加替格瑞洛180毫克顿服，两种方案都可以，各有千秋。

之所以要顿服抗血小板药物是因为如及时给予患者抗血小板治疗，最主要的是及时使患者血液血小板达到抑制状态，有助于后期实施介入治疗。当然，在充分抗血小板后一定要跟"120"急救电话的急救医生说明我们自己已经及时顿服双重抗血小板药物，以免后期重复使用。

再灌注治疗

急性心肌梗死患者到达医院后，一般有三种再灌注治疗方案：溶栓治疗、介入治疗、外科搭桥治疗。医院心内科医生会根据患者具体情况决定最佳的治疗方案。

注意

急性心肌梗死一旦确诊应立刻启动急性心肌梗死抢救绿色通道，院外发现后要立刻给予相应救助措施，同时建议及时拨打"120"急救电话，向工作人员说清楚住址及病人基本情况，尽量以最快速度抢救患者，因为时间就是生命！

急性心肌梗死治疗最宝贵的1小时

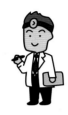

急性心肌梗死发作在1小时内得到有效施救，康复后能与常人无异；但如果在一个半小时后才抢救，心肌细胞将开始坏死，而且时间越长，坏死部分越多。虽然冠脉介入手术的不断提升、"绿色通道"等院内急救体系的完善，使得急性心肌梗死的抢救成功率已经大为提升，但是急性心肌梗死成功抢救的关键就在于时间。时间，就是生命。

不吵不闹，医生才能救得了你

相信医生

人与人之间的信任，在遇到绝境的情况下，特别会让人感动。而治疗疾病，对于普通人而言，是极为复杂的，对于大部分患者而言，不可能花很多精力去探寻其中的缘由。但此时患者是很无助的，甚至有些人会出现迷茫的状态，不知道希望在何方，不知道结局会怎样，不知道终点在哪，只会傻傻地看着医生，因为医生是患者的"最后一根稻草"。结果会如何，病人不知道，医生也不知道，此时医生只能尽力救治，而患者也只能相信医生，什么也做不了。然而此时，无论治疗结果如何，只要医生的一句话"我负责治病，你负责相信我"就能给病人带来无限的安全感。

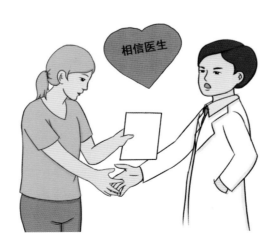

积极配合

在医院里，患者需要实施手术治疗的时候，医生往往会先与患者家属交代手术同意书的内容及注意事项，而此时有些财大气粗的家属会对医生说："医生，你给我好好做，只要手术做得好，钱不是问题。"这导致很多人都认为，只要有钱，医生就会尽力，只要医生尽力，事情就一定会成功，但是事实上复杂多了，因为不可预知的风险太多，而医生只能控制极少数的风险。也因为如此，医生让患者签署手术同意书时，普通人的第一反应是"这个医生在推卸责任呢"。但实际上医生并不是在推卸责任。治疗疾病，应对各种风险或并发症，都是医生的责任范畴，但是医生也是人，无法预料到接下来发生什么情况，所以才会有"手术同意书"一说，其实只有积极配合医生，而不是通过各种质疑和手段干扰医生对患者的救治，医生才能积极地处理患者。

 急性心肌梗死院前死亡原因

患者自身问题

1.性别：多个国家的研究表明，女性的院前延迟时间明显多于男性。

2.独居患者：这主要是由于疾病发作时，不能及时寻求帮助。

3.成家立室患者：研究显示，当急性心肌梗死发生在凌晨时分，很多患者的想法是不想打扰家人的休息，第二天才去处理或等到家人发现了才进行处理，从而导致延迟就诊，增加院前死亡的风险。

4.年龄：年龄越大，越容易延迟就诊，这是由于长者对于症状的感觉不强烈，反应不灵敏。

5.急性心肌梗死的认知度：研究表明，急性心肌梗死的胸痛症状越是典型，越是严重，患者就会越迅速地就医。反而如果出现不典型症状急性心肌梗死，往往就会忽略过去，从而遗憾终身。

路上耽搁

1.医院选择错误：抢救急性心肌梗死的患者是争分夺秒的事情，此时不应为了选择哪间医院更漂亮、更高档或者名气更大等而延误时间，最重要的应该是抢救的医院哪家近，并且能实施冠脉介入手术，绝不能因为某种原因舍近求远。

2.交通方式错误：每当发现自己或者亲属突发急性心肌梗死时，大部分人都会有一阵子"慌了神"，脑袋一片空白，不知道应该怎么做，开车去医院还是叫出租车去医院？事实证明，最明智的做法就是拨打"120"急救电话，因为他们有特权，速度够快，并且知道应该把患者送到哪间医院最合适，必要时还能在救护车上实行抢救。

亲属问题

1.亲属商量：现实中经常会发生，急性心肌梗死患者已经到了医院，也检查清楚了，但是在要不要做手术的环节上，亲属商量花了非常长的时间，这也间接影响心肌梗死患者的最佳治疗时间。

2.害怕风险：急性心肌梗死患者，入院也很及时，当时的身体状态也适合手术治疗，但是由于在手术前，亲属因为害怕风险而拒绝签字，从而导致手术时间推迟，患者心肌出现坏死，引发术后心脏长了室壁瘤，对心功能的预后造成了相当大的影响。

3.质疑医生：也有患者在急救的时候，家属宁可四处打电话咨询朋友，也不相信医生的结论。在这些关键时刻，因为家属而耽误了救治时机。

研究显示，急性心肌梗死的介入治疗时间每延迟15分钟，死亡风险将增加1.6倍。有相当一部分患者就是因为家属或自身的原因而错过了最佳抢救时机。所以，提高人们对于急性心肌梗死的急救知识普及是非常必要的。

支架并不是定时炸弹

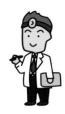

网络上很多传言说心脏支架手术是缺德手术、在国外这种技术早就已经淘汰、安装支架的合并症会害死人等。我们只能说，网络上的言论说明有部分患者不明原因，从而被误导，这无异于间接杀人。本节我们将会来了解一下，心脏支架到底是怎么一回事。

心脏支架手术，是近年来开展的以改善冠心病引起的心肌供血不足和心脏动脉阻塞的较成熟的技术。在1976年，德国的医学专家做了首例心脏支架手术。而我国进行的第一例心脏支架手术是在1984年。

目前心脏支架手术在全球范围内仍然广泛使用。仅仅是美国，平均每年就有百万例心脏支架手术；在2012年，我国的心脏支架手术也有几十万例。

对急性心肌梗死患者来说，时间就等于生命，为了提高此类患者抢救的成功率，把死亡的风险降到最低，很多地方已经实行了90分钟的急性心肌梗死急救模式（即是从病人进入医院的大门，开始计算时间，直到病人在手术台上接受心脏血管手术治疗，时间必须在90分钟以内）；并且通过临床和研究证明，心脏支架手术是目前急性心肌梗死及其他急性冠脉综合征患者最为有效的抢救手段。

网络上也有很多传言说，做完心脏支架手术就相当于在身体里安装了一个定时炸弹，发作起来几分钟内就会死亡；虽然安装心脏支架后，确实可能会出现"支架内血栓"，但是事实证明，安装心脏支架后形成血栓的概率低于1%。

脑血管病比急性心肌梗死更可怕

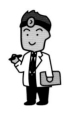

脑血管病主要是指发生在脑动脉系统和静脉系统的一系列疾病。因颅脑内的血液循环出现障碍，造成脑组织损害，致使脑细胞发生功能紊乱或不可逆性病变，引起脑血管病。这是一种危害健康、威胁生命、影响劳动力的常见病和多发病，而且脑血管病最大的特点是发病快、致死率高、致残率高、复发率高、并发症多、治愈率低。

脑血管病的现状

随着社会经济的发展，我国老百姓的生活条件和生活方式有了明显改变，并且现今人口老龄化较大，而脑血管病又好发于中老年人，所以脑血管病已经成为伤害我国中老年人群生命健康的主要疾病。卫生部疾控中心资料显示，无论是城市或农村，脑血管病在近段时间都呈现明显的上升趋势。大部分城市居民的脑血管病死亡率已经上升到首位，因此防治脑血管病已经是燃眉之急，而降低心脑血管病的发病率和死亡率的根本就在于预防。

脑血管病常见分类

脑血管病按病程分类，通常可分为急性脑血管病和慢性脑血管病两种。按性质分类，脑血管病又可以分为缺血性脑血管病和出血性脑血管病两种。

脑部血管一般比较细，但数量多。安静情况下，脑的血液供应占全身供血量的20％。脑组织耗氧量占全身总耗氧量的20％～30％，而它又无能源物质的储备，故只能靠脑血液供应。脑由两对动脉干供血，脑动脉的最显著特点是对脑的血液供应起着重要的代偿和调节作用。脑动脉的另一个特点是动脉中膜、外膜与身体其他部位同等度动脉相比要薄。因此，如果老人进行剧烈运动或者跌倒，脑血管很可能破裂而引起脑出血。

引起脑血管病的原因

1. 血管壁病变，是指动脉粥样硬化及血管发育异常等。

2. 血压的变化，包括各种原因引起的血压升高或血压骤然降低。

3. 血液成分的改变。

4. 心脏疾病，包括心律失常、脉搏异常等。

5. 诸如药物中毒、药物过敏伴发的脑血管病变。

6. 以上病因中，以高血压、动脉粥样硬化为最主要。

得了脑血管病的主要表现

1. 运动神经失灵即嘴歪、流涎、说话困难、吐字不清、失语、吞咽困难、肢体活动不灵活等症状。

2. 头晕、头痛，并且症状较重。

3. 感觉功能障碍即面麻、肢体发麻、眼花、突然眩晕或耳鸣等症状。

4. 精神恍惚即失眠、沉默寡言、淡漠等，偶有意识丧失等症状。

5. 自主神经功能紊乱即全身乏力、虚汗、心悸、胸闷、呃逆、恶心、呕吐等症状。

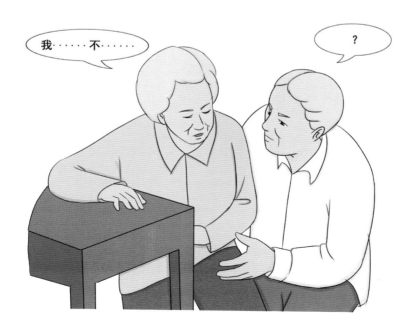

脑中风"快速简单"的检查

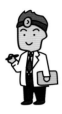 脑中风又称脑卒中或脑血管意外，是大脑由于供血受阻引起大脑缺氧而使脑部组织受到损伤。脑卒中发作前没有任何预兆，根据大脑受影响部位的不同，产生的后果也有所不同，但是后果都非常严重；大多数脑卒中患者都可以痊愈，只有1/3左右的患者可能会留下残疾。

脑中风的7大症状	导致脑中风的7大危险因素
失去知觉	高血压。高血压增加患动脉粥样硬化的可能性，它对大脑的血管产生极大的压力
身体一侧行动迟缓	糖尿病。这种疾病会增加患动脉粥样硬化的可能性。所以患糖尿病的人要密切关注自己的血压水平
视力模糊或者其中一眼出现失明	胆固醇过高。这种病可能是遗传或者摄入高脂肪所导致，能够引发动脉粥样硬化
身体的一侧出现麻痹	酗酒。适量饮酒对血液循环产生好处，但研究表明经常过量饮酒会增加脑卒中的可能性
做细微动作时失去控制或颤抖	缺乏运动。有规律的运动减少动脉粥样硬化形成的可能性，维持健康的血压值
言语障碍	肥胖。肥胖与循环系统的一系列问题存在着很大的关系
共济失调，眩晕	吸烟。其他很多疾病的危险因素与吸烟有关，吸烟会导致血管变窄，促成血管斑块的生成

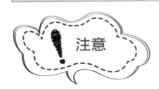 注意

让患者做三个动作：开口笑、手抬高、说说话，只要这三个动作中有一个无法完成，即可怀疑脑血管疾病发生，务必及时送院就医或立即拨打"120"急救电话求助。

脑梗发作，防止窒息最重要

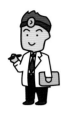

脑梗是指因脑部血液供应障碍，缺血、缺氧所导致的局限性脑组织的缺血性坏死或软化；它是一种突发性脑部疾病，可发生于任何年龄段，多见于45~70岁中老年人。3小时内实施溶栓治疗效果较为明显，溶栓治疗的时间越早越好。

 突遇脑梗发作患者先防窒息

如遇脑梗发作的患者，应先检查一下生命体征情况，若呼吸和心跳已经停止，要马上做心肺复苏术。如果患者呕吐，则应脸朝向一侧，让其吐出，抢救者用干净的手帕缠在手指上伸进患者口内清除呕吐物，以防堵塞气道；装有假牙者，要取出假牙。如果病人意识清楚，可让病人仰卧，头部略向后仰以开通气道，不需垫枕头，并要盖上棉毯以保暖；若患者失去意识，应维持"昏迷体位"，以保持气道通畅，不要垫枕头。

 晕厥、休克、昏迷的处理方法

类别	处理方法
晕厥处理	①当患者脸色苍白、出冷汗、神志不清时，立即让患者蹲下，再使其躺倒，以防跌撞造成外伤 ②使患者平卧，头放低，松解衣扣，用手按人中、百会、内关等穴
休克处理	①尽量不要搬动病人，如必须搬动，动作应轻柔，并注意保暖 ②保持呼吸通畅，松解腰带、领带及衣扣，及时清除口鼻中呕吐物 ③有条件可以给予吸氧。条件有限者应尽快送往医院抢救
昏迷处理	①最常见的方法是用拇指压迫患者的眼眶内侧，观察患者的意识状态，同时注意患者的呼吸、心搏情况 ②应使患者平卧在平整的硬板上，松解衣扣，将其头部后仰并偏向一侧，以保持患者的呼吸道通畅，防止窒息 ③应立即将患者搬至空气流通的地方 ④一旦发生心脏骤停或者呼吸停止，立即进行现场心肺复苏术

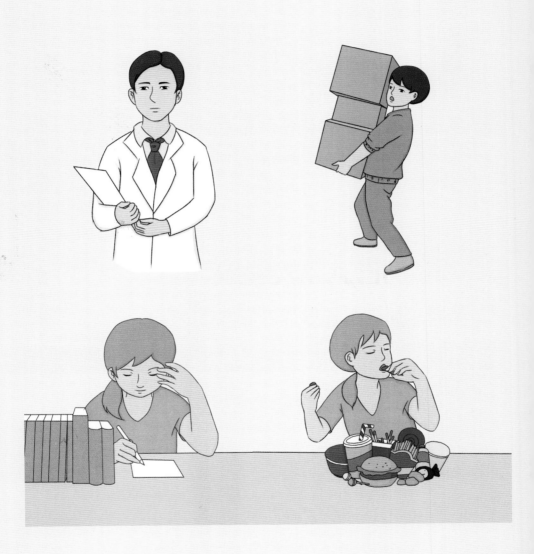

Part 4

远离猝死
从"阎罗王"手上
把人抢回来

　　猝死在任何的年龄段均可发生，但实际上猝死率是随着年龄的增长而增加，与中老年人群心脑血管疾病较多有直接关系。

　　WHO将猝死定义为"平时身体健康或貌似健康的人群，在毫无征兆之下，短时间内因自然疾病而突然发生的死亡即为猝死"。临床上，猝死又分为心源性猝死和非心源性猝死。相关统计，我国每年猝死人数超过50万！远远大于自杀、交通事故、白血病等的人数！

生死时刻，时间与社会现实的对垒

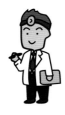

陆机的《短歌行》里面说道："人寿几何，逝如朝霜。时无重至，华不再阳。"人生短短几个秋，说起来也是弹指一挥间。无论你干什么事情，都要珍惜时间，切不可慨叹人生苦短，让时间白白从你身边流逝。而我们却不明白时间的重要性，特别是在紧急意外事故发生时，往往由于我们的无知、疑虑，让患者的生命白白消逝。

心肺复苏的黄金5分钟

当人的心跳停止时，如抢救及时，处理得当，常可在短时间内使病人心脏复苏；这就是5分钟的黄金时间，若心肺复苏术能在5分钟内成功施行，则病人的生存机会将提高2~3倍；为何非要在5分钟的时间内施展心肺复苏术呢？这是由于在心跳停止的时候，实施心肺复苏术相当于人工恢复心跳，避免脑死亡，所以在这短短的5分钟里面，仅靠你的双手，就能大大增加患者的生存机会！

黄金5分钟

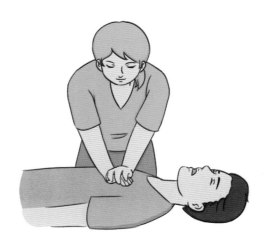

📋 社会现实与生命的对垒

突遇生命垂危的路人，在救治前，我们都会有两个很现实的疑问，一是在进行人工呼吸急救的时候会不会传染疾病，二是会不会出现"救治好了是英雄，没救治好是罪人"的情况，患者的家人会不会告我？

第 **1** 个问题

确实唾液和呼吸道是会传染某些疾病的，若实在不愿意实施人工呼吸，那就只进行胸部按压，这样就不会出现传染疾病的情况。

第 **2** 个问题

孟子曰："无恻隐之心，非人也。"一个人是否善良，我们可以参考他对别人生命的态度。当他人处于不幸中，我们不苛求每个人都出手营救，但不该麻木地漠视他人痛苦。这是对生命缺乏最起码的尊重，对他人缺乏最基本的同情心的表现。

📋 急救人的责任与原则

在医院外的各种环境中，如上班场所、马路边、家中及其他场所也会遇到突发意外。虽然紧急救护要有一个专业知识平台，通过学习训练和获得经验才能去实施技能，但是现代紧急救护已经取代了以前的方法。一般人只要通过看书、学习，按照书中的指导掌握其中的技巧、方法，在遇到紧急事故时，就算没有专业医护人员在场也可以对伤者及时、有效地救护，掌握了方法之后人人都可以施以援手，给需要的人予以帮助。

当然，既然已经选择"施以援手"，那么参与紧急救护的人员也必须承担起必要的责任：及时、正确地判断现场的情况，对有需要的伤员实施救治，如是群体性的伤害，还必须判断哪一位伤员必须立刻救治，严格遵守紧急救护的原则"先救命，后治伤"。

猝死前有征兆

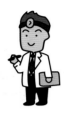
猝死，又称急死，是指健康人或在已有的疾病稳定的情况下，突然心搏骤停，呼吸也很快停止，脑的供血、供氧立即中断的情况，多数来不及抢救。但是根据研究发现，近半数的猝死是有先兆的，如果我们能抓住心脏发出的求救信号，尽早去医院做检查和治疗，就能为自己争取更多的生存时间。

猝死的病因及症状

1.触电、溺水、严重的创伤等可引发猝死，但主要原因是冠心病、高血压、吸烟、肥胖、精神紧张、情绪激动、剧烈运动、气候寒冷等。

2.发生猝死后，心音消失，测不到血压，脉搏触不到，继而呼吸停止，意识消失，四肢厥冷，抽搐，瞳孔散大，心电图可见心搏停止。

猝死前的征兆

1.**突然大汗淋漓、恶心、呕吐及胃部不适**。心脏发生问题不但会引起胸部不适，有时候即使无心悸、胸痛、胸闷，仅有出冷汗、胃部不适、恶心、呕吐等就有可能是心脏性猝死的不典型预兆，应到医院进一步检查，以排除器质性疾病。

2.**眼前发黑或一过性意识丧失**。如果感到眼前突然发黑或出现短暂性的意识丧失，尤其是有心肌病、冠心病等器质性心脏病既往史的人群，务必及时就医，因为这种症状极有可能说明心脏已经发生恶性心律失常。

3.**胸痛、胸闷**。若是出现突发的胸痛、胸闷并且无法缓解或症状时间持续不久，且发作频繁，此时我们要高度警惕急性心肌梗死的发生。如果胸闷、胸痛并伴随有大汗淋漓、恶心、呕吐甚至已经出现濒死感或咽喉不适、窒息感等，这类症状即是发生急性心肌梗死的预警，此时应立刻停止一切活动，原地坐下半躺休息并且及时拨打"120"急救电话，以便迅速就医。

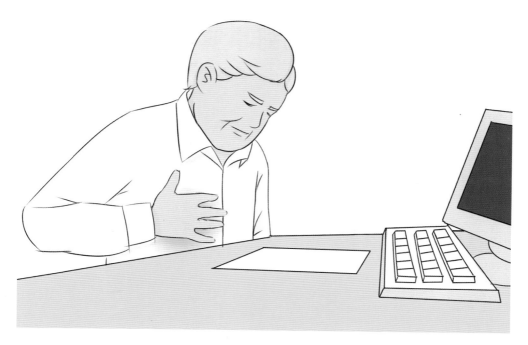

4.不明原因的乏力、心悸、气促。既往无心脏问题的人群，如果出现了无法解释的乏力、心悸、气促等症状时，应加以重视。如果此类症状在合并呼吸道或消化道感染后出现，不排除心肌炎的可能；若是以上症状出现在过度劳累或吸烟后，更应注意，要及时上医院做心电图或心脏彩超等。

注意

有猝死家族史及合并器质性心脏病人群者，猝死率会远高于普通人，此类人群要按时去医院做身体检查，以降低突发心、脑血管意外的概率。猝死不是长者的专利，年轻人也要尽量戒除吸烟、酗酒、熬夜等不良生活习惯，以免过度劳累。

别让运动好事变坏事

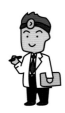

为了有个好身材，为了健康长寿，不少人纷纷开始运动健身。说到运动，本身是健康、延年益寿的重要方法。但是，运动量并非越大越好，运动过量可导致肌肉、韧带拉伤，机体免疫功能受到损害，甚至会造成运动性猝死。

运动过量可致命

运动性猝死

喜欢运动的人都有过这样的感觉：在长跑的过程中，持续跑一段时间后身体会出现所谓的"人体极限"，其感觉是全身无力、心率加快、头晕眼花、脸色苍白、窒息感、呼吸困难、胸闷、出冷汗、恶心、呕吐等。一般经过专业训练的人群，如马拉松选手很容易就能扛过去，但若是未经过长跑锻炼者，很容易在"人体极限"处突发意外。在"人体极限"的时刻，当事人应渐渐放慢速度，等机体适应后再选择是否加快速度或继续坚持。否则，非常容易突发意外，从而导致运动性猝死。

抢救不及时，一样可致命

相关研究统计证明，每10万人中约有2.5人会发生运动性猝死，高危年龄在35～55岁，常见猝死的运动项目有篮球、足球、网球、游泳、田径、自行车等。通常发生运动性猝死者大部分都有器质性疾病，如心血管病（冠心病、肥厚性心肌病、心脏瓣膜病、冠状动脉畸形、心肌炎等）占首位，其次是脑血管意外。此外，原发性肺动脉高压、肺栓塞、运动性哮喘等呼吸系统疾病，也有可能因运动而引发或加重，若无法发现和及时抢救一样可致命。

📋 四招教你看运动是否过量

1. 运动一段时间后，慢慢感觉失去了锻炼的兴趣，并且睡眠质量差、胃口差、头晕乏力、记忆力下降，甚至心情烦躁、易激动等。

2. 清晨时血压无故升高，脉搏加快。

3. 运动刚刚开始时身体就有疲乏感，或有头晕眼花，或出现肌肉酸痛，此时应立刻停止运动。

4. 平时运动能力下降，运动水平下降。

📋 我们应该这样做

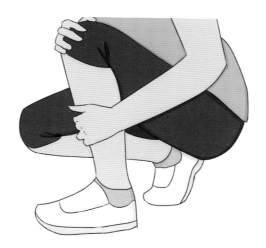

1 立即治疗。可以采取中药、按摩、消炎药物、超声波治疗、音乐电疗等，以缓解肌肉酸痛。

2 注意休息。应减少运动量，改变运动的方式和项目，多休息，保证睡眠质量。

3 恢复按摩。当感觉运动过量，必要时应停止训练，并且重新安排计划内容，适当进行温水浴、恢复按摩或康复理疗。

4 循序渐进。患病后需要恢复训练时，务必根据身体的感觉和医师的叮嘱逐步增加运动量。

5 把握度量。正确的运动应每天坚持，并不是运动量越大越好，打篮球或健身也要把握度量，不可以过度，要循序渐进，量力而行。

学会预防，远离猝死

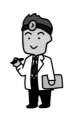

随着社会的进步与发展，人们的保健意识也随着提高，大家都已经知道要定期体检，但是"猝死"是一般的体检无法检验出来的，同时在日常生活也难以察觉，哪怕咨询医师，也无法预测，但是我们却能判断一个人是否属于"猝死"的高危人群，现在我们一起来看一看"九大"猝死高危职业。

医务工作者

每天没日没夜地工作，白天要上班，晚上还要值夜班，不同科室的患者病情各有不同，处理方式也有不同；手术台上动辄十几个小时的手术，他们汗流浃背地为患者撑起生命的保护伞，一分一毫都会影响患者的病况，他们承受着生命中最后的压力；医护人员的工作是不能有丝毫"差错"的。这些因素导致白衣天使们精神紧张，时常用脑过度、严重缺乏睡眠。

他们应从忙碌的工作中寻找机会，给身心进行适当的放松，如情绪急躁不安时，可以听点音乐来舒缓紧张的心情或者通过锻炼释放压力；适当少加班，和周围的人多讲讲笑话，提升一下正能量。

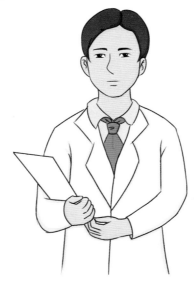

精英白领

相关研究统计发现，现今的城市白领半数以上有过度疲劳的情况。一项不记名的网络投票显示，众多精英白领中，需要经常加班的职业以设计师为首。

经常疲劳已经是身体的一个警告信号，它提醒我们，机体已经在超负荷运行，此时应停下来，放松身心，放空大脑，并且调节工作节奏，不要拿自己的健康甚至生命来换取金钱。

IT工程师

这一类人群较易罹患"过劳死"。他们常常需要加班，有些时候为了赶项目甚至加班到天亮，然后还要继续工作，工作量大，工作内容烦琐枯燥，每天长时间坐着，重复着电脑测评、调试、编程的动作，从而导致身心疲惫，身体各项机能不断下降。相关统计显示，IT一族"过劳死"的平均年龄仅为38岁。

对于IT一族来讲，想办法让自己活动起来是极为重要的。可以每隔一段时间就活动四肢，觉得疲惫的时候就站起来，伸伸手、扭扭腰或者遥望远方，以舒缓自己的疲劳。

网店达人

很多网店的店家，为了要盈利，几乎一睁眼就对着电脑，就连吃饭也是边吃饭，边工作；每天不停地重复着与顾客聊天，脑袋里充满了质疑声、咨询声、对话声，甚至有些店家连睡觉都还在想着打包、发货，外表看似简单的职业，背后却隐藏着"24小时工作制"。

一本健康杂志曾经建议，想要有质量的工作和健康的生活，就必须保证规律的作息时间，呵护人体应有的生物钟，并且补充足够的营养素，这样才能保证身体有足够的能量来应付日常忙碌的工作和生活。

警察

相关部门提供的数据显示，我国在编人民警察约为130万名，而我国人口约为13.75亿，130万名警察管理接近14亿人口，大家可想而知这里的压力有多大了，在我国大部分地区都存在警力不足的情况，如60余名警员管理着12万人口的情况并不少见。公安部的一项调查显示，治安警察平均每天工作12小时，很多民警最大的心愿就是睡觉，无论是神探还是小警员，都是工作忙、压力大、常熬夜，徘徊在生死边缘以保护人民群众，但是他们只能靠抽烟来提神醒脑，舒缓压力。

其实在此时，我们的守护者们应该杜绝烟草、少喝酒、少熬夜，毕竟这些都会为血管带来不可逆的伤害，从而导致心、脑血管疾病的发生。

学 生

相关调查数据显示，现在的学生正处于高度的竞争压力当中。我国很多家长担心孩子以后的问题，迫使孩子从小就不断地学习，除了每天正常的学习之外，还额外添加众多的课外练习、作业，甚至还有部分家长连休息时间也要孩子上补习班等，孩子的幼小心灵无法承受这份压力而导致崩溃。而当代大学生的写照就是，平日埋头上网玩游戏，期末埋头背课文冲刺，把任务拖到最后，承受着巨大的时间压力，充满忧虑、焦虑的心情，但是又得不到规律和富含营养的饮食，导致身体素质直线下降。

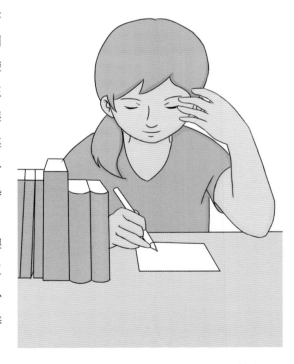

这些中国的花朵、未来的希望、天之骄子应该在平时锻炼到位，确保身心健康。

制造业工人

这类人群在我国"十大健康透支行业名单"中占据榜首，制造业工人每天枯燥的工作内容，重复、呆板的机械性工作，加之经济压力已经成为极易影响身体健康的行业之一。

此类人群应定期检查身体，以排除各种心源性猝死的危险因素，增强对高血脂、高血压、高血糖的了解，并且坚持定时检查，平时应适当运动以减缓疾病的发生。

体育健将

俗话说："台上三分钟，台下十年功。"这句话并不是空穴来风的，优秀的运动健将为了达到"更快、更强、更高"，不断地超越人体的极限，超负荷地运动训练，以致心肌缺血，从而发生猝死的危险。国外一项专门针对运动员的研究发现，第一名的运动员压力最大，第三名的快乐感最大，同时生活也更轻松、幸福。压力正是心脏的最大敌人之一。

不妨试着享受默默无闻的生活，平衡心态，降低自己的标准，不争强好胜，自然而然生活就会既健康又幸福。

明星演员

随着电视的出现，媒体的节目从乏味单一到现今的多姿多彩，这和演员的辛勤付出有着莫大的关系。相关调查显示，1/3的影视明星私底下都在喊"累"，许多演员都需要依靠药物才能保持睡眠；有的明星在接受采访时也提到自己几乎时时刻刻都在工作，工作压力大、过度劳累、生活饮食不规律等。

此时应该改变生活及工作方式，劳逸结合，一定要把心脏检查作为一个定期、重要的检查，要有计划地给自己制造放松的机会，如旅游等。

十大恶习导致猝死

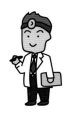

前不久，一本国际权威学术杂志的一项研究发现，被称为"病魔之首"的猝死，在现实生活中因为一些不良的生活习惯，压断了"最后一根稻草"。导致猝死的原因，该杂志总结了十大恶习，有些恶习几乎是我们天天都能遇到的，现在我们一起来看看到底是什么恶习直接影响到心脏疾病的发生。

闹市骑车

研究发现，无论骑车、步行或是开车，只要经过车辆密集的地段，均有提高心脏病的发作概率的危险。究其原因，一是吸入被污染的空气，其中以骑车人群为最，这类人吸入的废气、尾气多。二是骑车是一项高体力运动，容易导致人体供血不足，诱发心脏疾病。三是碰上交通拥堵路段时，容易让人变得焦虑、紧张，从而引发血压升高。

突然用力

平时搬东西、放置桶装水、用力排大便等，都能让人体从相对静止状态进入突然用力的动作而使得体内血压迅速升高，同时心脏承受的压力也随之增大，如果此时体内血管有斑块，斑块活动性就会加大，极易脱落导致血管阻塞。

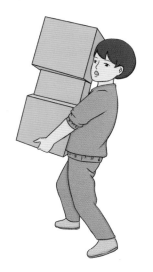

久坐

经常久坐不活动，会减慢体内的新陈代谢，降低酶活性，引起血液中脂肪、甘油三酯和血液黏稠度的升高，导致血流缓慢，诱发血栓的形成。

纵欲过度

愉悦的性生活会让人充满激情、心情愉快，但是过度的性生活会导致心力衰竭，这是由于过度兴奋时，心脏血管会突然痉挛，引发心肌缺血，诱发心脏病的发生。

情绪波动大

不愉快情绪是诱发心脏病的大敌，尤以抑郁为最，这是由于抑郁常与焦虑称兄道弟，从而导致睡眠质量差，心脏无法得到休息就会引起血压、心率等升高，从而诱发猝死的危险。

过量饮用酒类或咖啡

俗话说："小饮怡情、豪饮伤身。"这里指过量饮用酒类、咖啡饮品，会使心率过快、血压升高，长期酗酒者会直接使得心肌受损，从而导致心力衰竭。

口味过重

口味过重，不仅会导致血压升高，并且还会引起胆固醇升高，形成动脉粥样硬化的发生。国外一项研究发现，小时候经常食用甜食，成年后罹患心脏病的概率会大大增加。

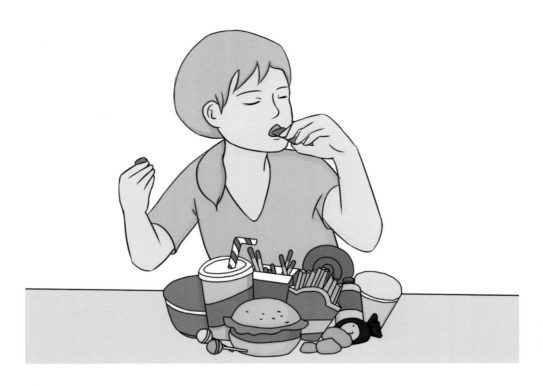

暴饮暴食

正常情况下，食物进入胃部后需要血液的帮助进行消化。我们过量进食后，胃部就需要大量的血液，从而导致心脏和大脑缺血、缺氧，此时很容易诱发急性心肌梗死或脑梗死。

吸烟

"吸烟有害健康"这一句话已牢牢印在我们的脑海中，虽然至今仍没有因为抽一支烟而猝死的案例，但研究证明，吸烟对心脏的损害是长期性、顽固性的，吸烟人群发生急性心肌梗死的概率是普通人群的3倍，而且吸二手烟的危害是一样的。

服食毒品

吸食可卡因的人群，罹患心脏病的风险是普通人群的23倍。

现场急救，刻不容缓

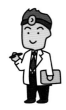

突发意外事故的发生，生命安危千钧一发，我们必须转变观念和清醒地认识到：第一时间为伤病者提供有效救护的人就是我们自己，急救能使遭遇意外伤害的病人、急重病人在到达医院前得到及时有效的抢救，能使伤病者减轻痛苦，降低伤残率，为下一步救治奠定基础。

观察周围安全

在遇到突发事件的时候，现场环境往往难以估计，如发生天灾、车祸、马路中间突然发病或户外游玩时突然发病，而救护人员也有可能会受到伤害和威胁，这时应该先保持镇定，冷静判断现场情况，确保自身的安全，然后才根据救治原则，先救命后治伤，果断实施救治伤患。

寻求帮助

突发事件中，很多情况下无法立即将伤病者送往医院，所以经过现场评估和病情判断之后应立即向专业的医疗机构寻求帮助。我国统一的医疗急救电话为"120"，最好是指定旁人帮忙呼叫，而施救者应立刻进行救治，情况许可的条件下，边救治边对伤病者进行心理救助，尽量安抚，减轻痛苦。只有充分利用、分配现有的人力物力，才能最大限度地救治伤病者。

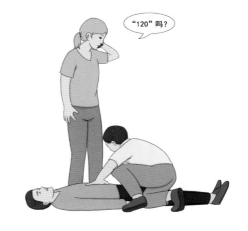

"120"吗？

正确救人

生活中少不了有意外发生而需要我们紧急施救的时候，但操作错误或者施救方法不够到位，不仅起不到拯救伤病者的效果，还会对伤病者造成进一步的伤害，那么在这个过程中，我们需要注意什么呢?

忌胡乱搬动伤病者

意外发生时，伤病者亲属往往会心情紧张，胡乱大声叫喊伤病者名字或猛烈摇晃伤病者。其实宁可原地救治，也别随意搬动伤病者，特别是骨折、脑出血、颅脑外伤或心血管疾病的伤病者更是切勿随意搬动。

忌胡乱安排体位

很多人在遇到除外伤的紧急事故时，第一时间是想让伤病者平卧，虽然心意是好的，但并不是所有的危重伤病者都需要平卧，体位是需要根据伤病者的病情决定的，只要选择伤病者最舒适的体位即可。伤病者如失去意识则让其平卧，头偏向一侧；心脏性喘息者，可以让其略靠椅背上。

忌胡乱处理

若敌敌畏、敌百虫中毒，切勿使用热水及酒精清洗，应立即去除污染衣物，用清水反复冲洗，以免引发更大范围、更深层的中毒。创伤伤口切勿随意草率包扎止血，以免引起破伤风。腹部内脏脱出切勿还纳，应用干净的纱布或毛巾覆盖并用干净的碗或杯子等坚硬的容器将内脏固定在体外，直到专业的医护人员到来，以免造成二次感染，加重病情。

忌胡乱使用饮料用水

不少人认为，水是能治百病的，他人或者自己不舒服的情况下，以为喝点热水、热茶就能舒服点或缓解病情，其实这样只能解渴和给予心理安慰，无治疗作用。

心肺复苏术，人人都应学会的急救术

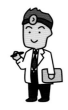

治病救人，"做错不如不做，不做不如做对"，唯有心肺复苏术，做错也比不做强。因为此时伤病者的心跳已经停止，不做心肺复苏术肯定会迅速死亡，做了就有可能转危为安，挽回生命。当然，能做对更好，正确的按压手法可以避免伤病者发生肋骨骨折等不必要的意外伤害，我们就一起来看看怎样正确地做心肺复苏术吧。

心脏骤停的常见原因

在家庭生活中，当存在以下情况时，就极有可能发生心脏骤停。无论何种原因导致的心脏骤停，徒手心肺复苏的操作方法基本是相同的。

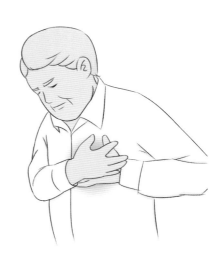

1. 冠心病。其中急性心肌梗死是冠心病的严重类型，其导致的心脏骤停约占总数的80%以上。

2. 其他心脏病。如心肌炎、心脏瓣膜病、主动脉夹层动脉瘤、先天性与获得性长Q-T综合征、Brugada综合征等。

3. 各类急症。如重症哮喘、大咯血、张力性气胸、肺梗死、急性上消化道大出血、出血性坏死型胰腺炎、脑出血、休克等。

4. 急性中毒、过敏。如洋地黄类药物中毒、奎尼丁中毒、亚硝酸钠中毒、有机磷农药中毒、氰化物中毒、青霉素过敏、血清制剂过敏等。

5. 意外事故。如触电、溺水、窒息、严重外伤等。

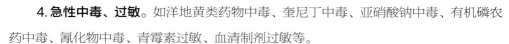

📋 判断家人是否出现心脏骤停

1. 突然跌倒在地，意识丧失，有些伴有一过性、全身性、痉挛性的抽搐；翻开眼睑，可见双侧眼球上吊、固定。 ☐

2. 出现喘息样呼吸，继而呼吸停止。 ☐

3. 颈动脉搏动消失。 ☐

4. 心音消失。 ☐

5. 皮肤、口唇、脸颊、指甲床变得青紫、苍白或出现花斑。 ☐

6. 双侧瞳孔散大，对光反射消失。 ☐

以上判断依据中，第1～2项最为重要；第3～6项均需要经过一定的检查。若家人出现以上第1～2项的反应，就应该立即实施心肺复苏术，不要再进行其他检查，以免耽误抢救时间。

📋 胸外按压可以抢救生命

当人的心脏突然停止跳动时，血液已经不具备继续流动的动力，身体的各个器官和组织开始失去氧气和营养供应，面临衰竭的危险。但这时肺部其实还有足够的空气可以使用，只要在心脏刚刚停跳的几分钟之内，通过胸外按压的手法暂时取代心脏瓣膜的功能，就有可能重新建立流动的血液循环。正确的操作可以使心脏排血量达到正常时的25%～30%，脑血流量可达到正常时的30%，能满足机体最低限度的需要，保住生命。

学用傻瓜电击器AED

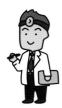

　　傻瓜电击器医学上被称为自动体外心脏除颤仪，一般简称AED，是专门为非医务人员研制的一种专用急救设备，携带方便、易于操作、使用安全。学会使用AED 比学会徒手心肺复苏术更简单，能使猝死的抢救成功率提高几倍至几十倍。

AED的使用方法

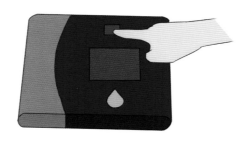

（1）打开电源

1　　拿到AED 后，首先按下电源键，通常是绿色的按钮。然后把伤患者胸前的衣服解开或剪开，用干布擦去其胸部的汗水。

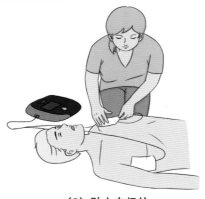

（2）贴上电极片

2　　听到仪器语音提示"将电极片贴到病人的皮肤上"。这时去除电极片上的贴膜，将两张电极片分别贴于指定位置。一张贴于伤患者右胸上部，另一张贴于其左侧腋窝下。电极片上画有具体位置，照着图示贴好即可。

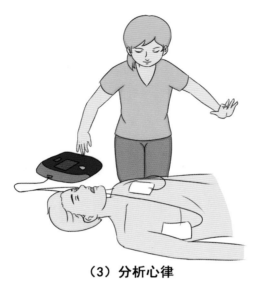

（3）分析心律

3 听到仪器语音提示"将电极片的插头插到闪灯旁的插孔内"，这时按照提示连接导线插头。

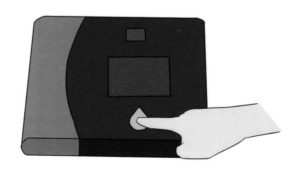

（4）电击

4 听到仪器语音提示"不要接触病人，正在分析心律"。这时确保没有任何人接触伤患者的身体，停止人工急救，仪器会自动分析伤患者的心律。如果伤患者心律不正常，AED 就会开始自动充电，为下一步电击做准备；如果伤患者有正常心律，AED 则不会自动充电。

5 当自动充电完毕，SHOCK键会连续闪烁，同时听到语音提示"可电击心律，请电击"。这时再次确认没有任何人触碰伤患者，大声喊出"所有人都离开！"然后按下SHOCK 键，等待电击完成。

AED使用时的注意事项

1. 如果施救对象是溺水者，或者胸口有水渍、汗渍，必须先擦干皮肤，再贴电极片，以免电击时电流直接通过皮肤表面的水渍而无法电击到心脏。

2. 电极片必须直接贴在皮肤上，贴身衣物、束缚带等全部都要去除，更不能有金属物品，如胸罩内的金属托。如胸毛过多，使电极片无法粘贴到皮肤上，应立即剔去胸毛。

3. 确保仪器分析心律、充电、电击过程中没有人接触伤患者，否则会干扰仪器的正常工作，还有被电击的危险。

4. 如果误将两张电极片的位置贴颠倒了，问题并不大，此时不要试图更换，以免浪费时间，可继续进行下一步操作。

5. 如果伤患者已经恢复心跳，可将其摆放成稳定侧卧位，但不要关掉AED或拿开电极片，应等待医护人员前来处理。

6. 如果伤患者在电击后仍未恢复知觉，则需要立即继续徒手心肺复苏，这时必须断开AED的电源再进行操作。

7. 对于带有心脏起搏器或有埋藏式心律转复除颤仪的伤患者，也可以正常使用AED，但需仔细观察或触摸伤患者皮肤下的装置，在贴电极片时不要覆盖在装置上即可。

注意

当取得AED设备并能够使用时，不宜突然停止徒手心肺复苏操作，直到连接导线插头，语音提示"不要接触病人，正在分析心律"时方可停止，保证中断胸外按压的时间不超过10秒钟。

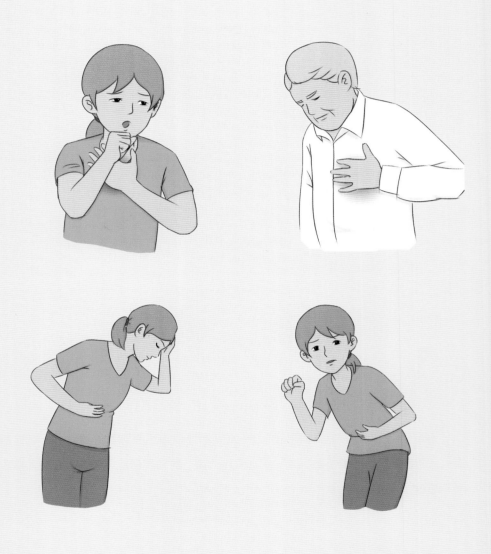

Part 5

不要忽略人体的
这些征兆

　　人们经常对身体突然出现的疼痛毫不在意，但是实际上这是很危险的行为，因为身体疼痛通常是体内出现病灶最明确的表现，当身体内某个位置出现疼痛时，就预示着相应的部位出现问题。这种无视的后果会导致更严重的身体问题，甚至是癌变。所以，要时刻关注自己的身体变化，学会掌握自己的身体健康。

月经停了又来，小心是宫外孕

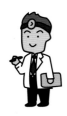

宫外孕也称异位妊娠，是指受精卵在子宫以外的其他地方着床发育，临床上最多见的就是受精卵在输卵管着床，然而这种情况对母体来说是极其危险的。因为输卵管壁非常薄，不可以承受受精卵的生长需求，并且随着妊娠时间的增加，输卵管有可能会破裂。

不可忽视的诱发因素

1. 辅助生育技术。从最初的人工授精到目前常用促排卵药物的应用，以及体外受精、胚胎移植（1VF—ET）等，均有异位妊娠发生，发生率约为5%。

2. 输卵管发育不良或功能异常。其表现为黏膜纤毛缺乏、肌层发育差、输卵管过长。

3. 受精卵游走。卵子在一侧输卵管受精，受精卵经宫腔或腹腔进入对侧输卵管，称受精卵游走。随着移行时间的增加，受精卵发育会增大，即可在对侧输卵管内着床从而导致输卵管妊娠。

4. 输卵管手术。输卵管绝育术后如果引发输卵管瘘管，特别是腹腔镜下输卵管电凝绝育术及硅胶环套术，就很可能导致输卵管妊娠。

5. 输卵管炎症。可分为输卵管周围炎和输卵管黏膜炎，两者均为输卵管妊娠的常见原因。

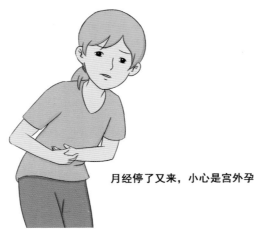

月经停了又来，小心是宫外孕

📋 认清症状，慎防宫外孕

停经 ⟶ 除输卵管内妊娠停经时间较长，多有6~8周停经期。有20%~30%患者无明显停经史，或月经仅仅过期两三日。

阴道出血 ⟶ 胚胎因故死亡后，通常会有不规则的少量阴道出血，色黯红、一般不超过月经量。少数患者阴道流血量较多，类似月经，但可能会伴有蜕膜碎片排出。

晕厥与休克 ⟶ 由于腹腔急性内出血和剧烈腹部疼痛，轻者会出现晕厥，严重者会引发失血性休克。而出血量越多、越快，症状出现也越迅速、越严重，但与阴道流血量不成正比。

📋 安全受孕、正确性生活

怀孕与避孕

怀孕时机应尽量选择在双方身体和心灵较为良好的情况下进行。如暂不考虑做母亲，就要做好避孕。良好的避孕从根本上杜绝了宫外孕的发生。

生殖系统疾病

炎症是输卵管狭窄的罪魁祸首，人工流产等增加了炎症和子宫内膜进入输卵管的概率，从而导致输卵管粘连狭窄，提升宫外孕的可能性。子宫肌瘤、子宫内膜异位症等也有可能会改变输卵管的形态和功能。

人工受孕

若以前有过宫外孕，那么再次出现宫外孕的可能性会比较高，这足以摧毁女性做母亲的信心，从而导致不孕。此时可以选择人工受孕，使得精子和卵子在体外顺利结合之后，再送回母体的子宫内着床。

注意个人卫生

注意产褥期、产期和经期的个人卫生，避免生殖系统感染。停经后要尽快明确妊娠位置，及时发现异位妊娠。

别以为肺癌就一定会咳嗽

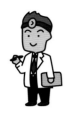

肺癌是癌症中最常见的致死原因，最易侵犯年龄为50~70岁的人群。肺癌在很大程度上可以预防。肺癌发展缓慢，数年才可见临床症状。有些肺癌直到晚期才出现症状，结果肺癌发展到很严重的程度时才得到确诊，而此时可用的治疗手段已经非常有限。

认识肺癌症状

1. 慢性的持续性咳嗽，有时痰中可见血丝。咳嗽是最常见的症状，以咳嗽为首发症状者占35%~75%。肺癌所致的咳嗽可能与支气管黏液分泌的改变、阻塞性肺炎、胸膜侵犯、肺不张及其他胸内并发症有关。

2. 呼吸急促。多见于中央型肺癌，特别是肺功能较差的病人；有可能是肺癌晚期纵隔淋巴结广泛转移；压迫气管、隆突或主支气管时，可出现气急，甚至窒息症状。

3. 不明原因的体重下降。肺癌晚期由于疼痛或感染导致食欲下降，从而引起严重的消瘦或贫血。

4. 胸痛。以胸痛为首发症状者约占25%。通常表现为胸部不规则的钝痛或隐痛。大部分情况下，周围型肺癌侵犯壁层胸膜或胸壁可引起尖锐而断续的胸膜性疼痛，若继续发展，则演变为恒定的钻痛。

5. 气喘。约有10%的患者以气喘为首发症状，大量胸腔积液时压迫肺组织并使纵隔严重移位，或有心包积液时也可出现胸闷、气急、呼吸困难，抽液后症状可缓解。

6. 支气管炎或肺炎。肺部慢性感染患者，支气管上皮在慢性感染过程中可能化生为鳞状上皮致使癌变，但较为少见。

7. 肺癌。有些肺癌直到高度恶化后才出现症状。

📋 认识肺癌诱因

吸烟

吸烟的时间过长、数量过多会使发病的危险增加，戒烟之后发病率也随之下降。被动吸烟者吸入了他人喷出的烟雾，发病率会增加15%左右。

污染

少数肺癌是由于大气污染，工业粉尘比如石棉、砷、铬、氧化镁、煤、沥青以及燃烧产物等引起的。

继发性癌变

身体其他部位比如乳腺或前列腺发生肿瘤通常会继发引起肺部肿瘤，其症状与原发肿瘤相似。

📋 肺癌治疗三大法宝

手术　　如果癌症还没有扩散到其他器官，那么临床常用手术清除肿瘤，切除被癌细胞侵犯一侧的全肺或部分区域的肺组织。

药物化学疗法对肿瘤的杀伤作用非常强，通常作为手术后的补充疗法来帮助清除肿瘤。　　**化学疗法**

放射疗法　　放射疗法可以减缓肿瘤的生长速度，常被用来对付较小的肿瘤如转移性肝肿瘤（指癌细胞已经从肺扩散到了大脑、骨骼和肝脏）。患者接受放射疗法后还需进行化学疗法。

不能忽视的胸部疼痛

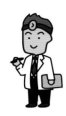

我们必须养成与身体交流的习惯，而不是在第一时间内靠吃药打针把信号掐断。聆听身体的语言，积极配合身体的需要，做有利于健康的事情，以免身体健康在不知不觉间被不良生活习惯掏空。尤其是胸部的疼痛，如不及时处理，可能会酿成危及生命安全的危险。

胸部突然刺痛，可能是胸膜炎

胸痛是胸膜炎最为常见的临床症状，疼痛的程度差异比较大，可能是不明确、不适或严重的刺痛，可能只在深呼吸或咳嗽的时候出现，也可能胸痛一直存在，而深呼吸或咳嗽的时候疼痛加剧，有时候胸痛还会牵涉到颈部、肩部或腹部，引起其他部位的疼痛。

除了胸痛，本病还表现为胸闷、咳嗽、气急甚至呼吸困难，而患者若患感染性胸膜炎或其胸腔积液继发感染，还会有发热、恶寒的症状。

胸膜炎多是由于病毒或者细菌的感染导致的，此外以下疾病也可能会引起胸膜炎，如寄生虫感染、肺炎、结核病、系统性红斑狼疮、胰腺炎、胸肋骨骨折、药物过敏反应以及从气道或其他部位到达胸膜的刺激物（如石棉）等。

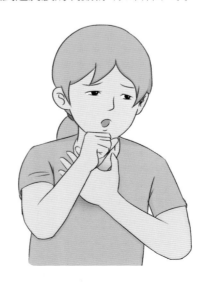

吞咽时胸骨有刺痛感，可能是食管癌

食管癌的症状根据不同时期会有不同的表现，可以分为早期和中晚期。

早期。食管癌早期症状常不明显，因此患者需要多多注意身体变化。早期食管癌的临床表现为吞咽粗硬的食物时会有不同程度的不适感，食物吞下缓慢，而且能感觉到有停止感或者是异物感，这种感觉一般会在喝水后缓解甚至消失。此外，吞咽食物除了有哽噎的感觉，还会感到胸骨后有灼烧、刺痛或牵拉的疼痛。

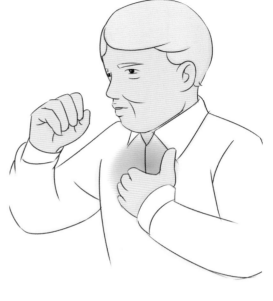

中晚期。食管癌的典型症状表现为进行性咽下困难，先是难咽下干硬食物，然后是难咽下半流质食物，最后发展至连水和唾液都难以下咽。患者身体逐渐消瘦，常感到乏力、脱水、吐黏液样痰，而当患者感受到持续的胸痛或背痛时则表明已经到癌症晚期了。

食管癌的诱因有以下几点。

1.**化学因素**。例如亚硝胺物质，这类物质致癌性很强，广泛存在于人的膳食、饮用水中，如酸菜等。

2.**生物性因素**。某些真菌具有致癌作用，某些真菌则有促进亚硝胺及其前体形成的作用。

3.**矿物质因素**。当人体内缺乏钼、铁、锌、氟、硒等微量元素时患癌率升高。

4.**维生素**。食管癌高发区患者的共同特点是动物蛋白、新鲜蔬果摄入不足，体内缺乏维生素A、维生素B$_2$、维生素C 等物质。

5.**其他因素**。如遗传因素、年龄、长期吸烟、嗜酒、长期食用过硬或过热的食物、进食过快等。

📋 一侧胸部疼痛，可能是肺癌

症状表现为慢性的持续性咳嗽，有时痰中可见血丝，呼吸急促；不明原因的体重下降；胸痛，气喘，支气管炎或肺炎。有些肺癌直到高度恶化后才出现症状。

如果癌症还没有扩散到其他器官，那么临床常用手术清除肿瘤，去除受侵犯一侧的全肺或被侵犯部分的肺组织。化学疗法对肿瘤的杀伤作用非常强，通常作为手术后的补充疗法帮助清除肿瘤。放射疗法可以减缓肿瘤的生长速度，但是并不能彻底破坏它们，常被用来对付较小的肿瘤如转移性肝肿瘤。

📋 胸部偏左处疼痛，可能是冠心病或心绞痛

心绞痛的疼痛非常剧烈，通常集中在胸腔的中心部位，也可以扩散到脖颈或者手臂，通常为左边的手臂，患者会感到气短以及流汗，部分患者还会出现恶心、呕吐以及昏厥。

一旦动脉硬化斑块将冠状动脉堵塞或者使其变窄，就需要使用两种介入方式——血管修复术和搭桥手术，介入方式的选择取决于动脉阻塞的程度，但是哪一种手术都存在一定的风险。

心绞痛的根源是心肌疼痛。血液流经心脏再到冠状动脉，动脉硬化所产生的脂肪斑块会阻塞血管（我们称之为冠心病）。在人体处于静息状态时，心脏的血液是足够补充自身营养的；但当人体运动时，心肌就得不到充分的血液供应，从而伤及心脏。这就是为什么心绞痛在运动时最为严重。当停止运动或者休息时，心绞痛能够得到缓解。

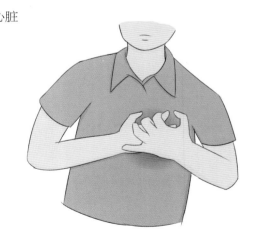

胸部肋骨间疼痛，可能是肋间神经痛

若患者肋间感到刺痛或灼痛，咳嗽、深呼吸或打喷嚏的时候疼痛加重，少数患者按压或轻叩肋间有压痛、叩痛感，则可能是肋间神经痛。

关节囊、韧带增厚、胸椎间盘退变性突出和骨化常导致神经通道狭窄变形，从而引起肋间神经炎症，产生疼痛。此外，胸椎结核、强直性脊柱炎、脊椎或脊髓肿瘤、胸椎骨折或脱位以及肋骨、纵隔、胸膜病变同样会累及肋间神经的病变而产生疼痛。

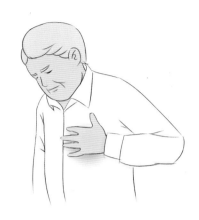

胸部受到强烈的冲撞后疼痛，可能是肋骨骨折

肋骨骨折最明显的症状就是疼痛，而且会随着患者咳嗽、深呼吸或转动身体而加重，有时候患者还会听到肋骨摩擦音或者感到肋骨摩擦感。

肋骨骨折一般是外力暴击所致，直接暴力作用于胸部时，肋骨骨折一般发生于暴力所击部位，容易引起胸内其他脏器受损；间接暴力作用于胸部时，胸部受挤压，肋骨骨折一般发生于外力作用点以外部位，容易损坏胸壁软组织，导致胸部血肿；胸部受火器或锐器直接伤害时，会导致开放性骨折；肋骨没有受外力打击，而是肋骨本身病理性改变如骨质疏松、肋骨肿瘤等导致骨折，则称为病理性肋骨骨折。

谁说腰痛就是肾亏

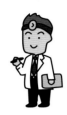

　　腰部在人体占据着重要的位置，是人体重要的连接位置，大部分的人体活动都需腰部的配合，因此如果不好好保护腰部或者腰部出现问题而不去治疗，就会引发一系列的病症。

腰背部持续疼痛，可能是腰肌劳损

　　腰肌劳损的主要症状是腰部或腰骶部酸痛、胀痛，部分刺痛或灼痛，长年反复发作。疼痛会随气候或身体劳累程度而变化，劳累时加重，休息时减轻；腰部活动过度时加重，适当活动时减轻。腰部的外形和活动一般没有异常，也不会有明显的腰肌痉挛等。

　　腰肌劳损可能是急性腰扭伤或长期反复腰扭伤引起的；腰伤后治疗不及时、处理方法不当也可造成腰肌劳损；腰部运动过度负荷，如久站、久坐、长期从弯腰位到直立位抬物等行为均可导致慢性腰肌劳损；气温过低或湿度太大等环境因素也可能促发或加重腰肌劳损。

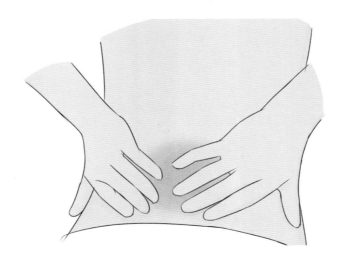

📋 经常腰酸背痛，可能是骨质疏松症

疼痛是原发性骨质疏松最常见的症状，以腰背痛为主，仰卧或坐位时疼痛减轻，久站、久坐、弯腰、咳嗽、用力大便时疼痛会加剧。

脊椎负荷过重时容易压缩变形，形成驼背，随着年龄的增长，驼背的弯曲度会加大。此外，骨质疏松症患者容易骨折，还会出现气短、呼吸困难、胸闷等症状。

约5％的人患有骨质疏松症，该症对于女性的威胁是男性的4倍。这可能是女性的雌激素水平在更年期后下降引起的。此外，体重过低、吸烟、饮酒过量、长期进行皮质类固醇药物治疗、缺少锻炼、甲状腺活动频繁、骨质疏松症家族史、风湿性关节炎、慢性肾功能衰竭等也容易引起骨质疏松。

📋 腰痛及尿频，可能是泌尿系统感染

急性单纯性膀胱炎：患者排尿时会有明显的灼烧感，尿频、尿急，严重时还会有尿失禁，排尿后下腹部可能会疼痛，尿液一般是混浊的，有的时候还会出现血尿，一般没有明显的全身感染症状，体温正常或低热。

急性单纯性肾盂肾炎：泌尿系统症状表现为尿频、尿急、尿痛、血尿等。全身感染症状表现为寒战、畏寒、发热、全身不适、头痛、乏力；食欲减退、恶心、呕吐；腰痛、肾区不适。

尿路感染又称泌尿系统感染：是由细菌（极少数可由真菌、原虫、病毒）直接侵袭所引起。其中引起尿路感染的细菌主要是大肠埃希菌，此外还有变形杆菌、铜绿假单胞菌、粪肠球菌、白色念珠菌、新型隐球菌、金黄色葡萄球菌等病原菌。

如果自己服用药物一周内并没有改善症状，或症状加重，应立即到医院的生殖泌尿科进行检查，并按医生的嘱咐进行积极的治疗。

腹部疼痛优先考虑胆、胰、胃

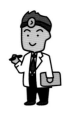

腹痛是家庭急症中最常见的情况之一，但是通常很少有人去特别关注，因为一般情况下腹痛一会儿就自动消失了，数据表明，15%～40%的人有过腹痛，其中比较严重的疾病引起的腹痛可以占到所有腹痛的50%以上。

右上腹部突然疼痛，可能是肝海绵状血管瘤

肝海绵状血管瘤常见的症状为腹痛，呈慢性隐痛或急性剧烈绞痛。当肿瘤逐渐增大的时候会压迫周围器官，出现上腹部不适、上腹部隐痛、腹胀、嗳气等表现。

目前，肝海绵状血管瘤确切的发病原因尚不明确，通常认为是先天性发育异常。此外，部分病人还有家族遗传史。

右上腹部疼痛及向右肩放射，可能是胆结石或胆囊炎

腹痛、发冷、发热、黄疸反复发作是胆结石的主要症状，其中腹痛较少发生剧烈绞痛。

青年女性胆结石的发病率要高于男性；节食可降低胆囊的活动，而快速减肥时大量分解脂肪又会增加胆固醇的排泄；饮食中含有大量的动物脂肪也会增加发病率；服用降低血中胆固醇含量的药物会使大量胆固醇进入到胆汁中；怀孕、避孕药和激素替代疗法都可能会增加疾病的危险；肥胖、糖尿病也可能会引致胆结石。

胆囊炎多是由胆囊结石引起，当胆囊管梗阻后，胆汁浓缩，浓度高的胆汁会损害胆囊黏膜上皮引起炎症。还有部分病人是大肠杆菌、产气杆菌及绿脓杆菌等细菌入侵引起。一小部分的急性胆囊炎则是由创伤、化学刺激引起。

急性胆囊炎

急性胆囊炎可能会引起右肋区轻微或剧烈的疼痛，且有可能放射到后背和肩胛。还可能出现呕吐、发热和轻度的黄疸。90%以上急性胆囊炎患者检查后都会发现胆囊中有结石。

慢性胆囊炎

胆结石可以增加慢性胆囊炎（胆囊的慢性炎症）发作的概率。胆囊会结痂而无法正常收缩。患者的右肋区会出现慢性的疼痛。

右上腹部疼痛及呼吸困难，可能是急性右心衰竭

患者会有右上腹部腹饱胀、食欲下降、恶心、呕吐、便秘、尿少或夜尿增多、肝区疼痛、呼吸困难等症状。

大多数急性右心衰竭源于左心衰竭，个别的急性右心衰竭是急性肺源性心脏病导致的，此外大面积右室梗死、大片肺梗死、大量快速静脉输血、输液导致的右室前负荷增高均会导致急性右心衰竭。

右上腹部疼痛合并黄疸及寒战高热，可能是胆管炎或肝脓肿

胆管炎患者经常表现为中上腹部不适、胀痛或绞痛，轻度压痛，进食油腻食物后会加重疼痛，较少出现发热和黄疸。如果是急性胆管炎，则会出现腹痛、寒战高热和黄疸三联征，此外，还有休克、神经中枢系统受抑制（意识障碍、烦躁不安、昏睡甚至昏迷等）的表现，少数患者还会出现血压下降的症状。

急性胆管炎是指由于胆道梗阻（如胆石梗阻）从而使胆汁淤积、胆管内压力迅速升高，在此基础上发生的细菌感染而导致的病症。

慢性胆管炎的发生，是由于急性胆管炎时，经非手术治疗后，虽然炎症得到控制，但胆管内的发病因素（如胆管结石、胆道蛔虫症等）没有彻底治疗，胆管炎症转变为慢性所导致的。

肝脓肿的临床表现为不规则的发热、肝区疼痛、呈持续性且随呼吸或体位移动而加重。肝脓肿所在部位不同会产生相应的呼吸系统、消化系统症状，如腹泻等。此外，肝脓肿所在的部位有明显压痛，多数位于肋间隙。部分病人还会出现黄疸。

肝脓肿是由于细菌、真菌或阿米巴原虫等微生物寄生、感染而引起的肝脏化脓性病变。细菌性肝脓肿多为多种细菌混合感染所致，常见的细菌有金黄色葡萄球菌、链球菌等，其中胆道蛔虫也可能是细菌性肝脓肿的诱因。

　　阿米巴肝脓肿除了与阿米巴原虫寄生、感染有直接关系，其与阿米巴结肠炎也有密切关系。

　　隐源性肝脓肿则是一些原因不明的肝脓肿，可能与肝内已经存在的病变有关。

右上腹部疼痛及肝病患者，可能是肝硬化或肝癌

　　肝硬化症状表现为腹痛、腹部肿胀、食欲差、恶心、呕吐（若食管静脉破裂还会出血）；伴随着皮肤表层的损伤出现黄疸、瘙痒以及血色素沉着；缺乏凝血因子会导致原发性瘀伤；上身出现蜘蛛痣（静脉扩张引起皮肤出现的小红斑），以及眼睑部脂肪沉积；男性由于激素紊乱，可能会发生女性化；由于威尔森氏症的影响，角膜上将出现棕色环。

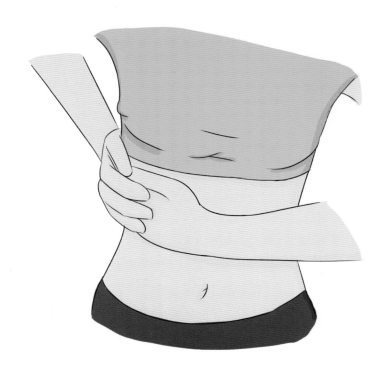

严格来说，肝硬化并不是一种疾病，而是由于肝损坏形成的症状。肝的受损细胞可以再生，以维持未受损时的基本结构。若由于疾病或酒精中毒引起肝细胞持续受损，则组织会结痂愈合，引起肝结构受损。

当瘢痕组织多于正常肝组织就会发生肝硬化。虽然肝硬化主要是由于酒精中毒引起的，但它与其他病理过程也有关系，如慢性肝炎、自身免疫性疾病、血色素沉着症、威尔森氏症、小静脉闭塞症、肝静脉受阻塞、受某些药物影响、囊肿性纤维化、糖原过多症、长期心力衰竭者（心源性肝硬化）。

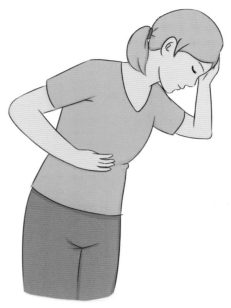

肝癌，即肝脏恶性肿瘤，分为原发性和继发性两大类。

原发性肝脏恶性肿瘤起源于肝脏的上皮组织或间叶组织，前者为原发性肝癌，是危害很大的恶性肿瘤；而后者为肉瘤，较少见。

继发性肝脏恶性肿瘤也称作转移性肝癌，是指全身多个器官（如胃、肺、胰腺、卵巢、子宫、乳腺等）起源的恶性肿瘤侵犯至肝脏所引起的。

原发性肝癌的病因尚不明确。有研究表明，原发性肝癌与乙型肝炎病毒（HBV）和丙型肝炎病毒（HCV）感染、黄曲霉毒素、酒精、肝硬化、性激素、亚硝胺类物质、微量元素、饮水污染等有关。

继发性肝癌可通过不同途径，如随血液、淋巴液转移或直接浸润肝脏而导致疾病发生。

📋 上中腹部剧烈疼痛及恶心呕吐，可能是胃痉挛

胃痉挛患者的主要表现是上腹部疼痛、呕吐等。一般情况下，患者若有胃病，如胃溃疡、胃炎等，都很容易造成胃部肌肉抽搐，稍不注意，容易诱发胃痉挛合并症。

胃痉挛的致病因素主要包括饮食不规律、长期食用生冷或对胃有刺激的食物、吸烟、遗传、长期心理压力过大或持续高度精神紧张、某些药物（如阿司匹林）、某些慢性疾病（如胃泌素瘤、肝硬化、肺气肿、慢性肾功能衰竭等）。

📋 脐周绞痛及腹胀，可能是肠梗阻

肠梗阻可以分为粘连性肠梗阻、绞榨性肠梗阻，以下分别介绍它们的临床表现。

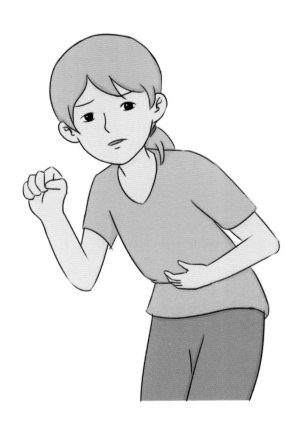

粘连性肠梗阻。阵发性腹痛，伴恶心、呕吐、不排气、不排便和腹胀等。

绞榨性肠梗阻。持续性剧烈腹痛，呕吐不能使腹痛缓解；呕吐出现早且频繁，呕吐物为血性液体；腹胀，不排气、不排便；体温升高；血压下降甚至出现意识障碍。

肠梗阻是各种原因引起的肠内容物通过障碍，致病因素可以分为以下几种。

1. 机械性因素。是指导致肠内容物通过障碍，位于肠内、肠壁和肠外的各种机械性因素。

2. 动力性因素。是指由于肠壁肌肉运动功能失调所致的肠梗阻，主要分为麻痹性和痉挛性。

3. 血运性因素。是指由于肠系膜血管内血栓形成，引起肠管血液循环障碍，导致肠蠕动功能丧失而引起的肠梗阻。

右下腹部剧烈疼痛，可能是阑尾炎

症状表现为恶心、呕吐，痢疾，轻微发热，食欲不振。起初疼痛限于脐周，之后右边的腹部会感到轻微的缓解。

有证据表明最初的发病是由于耶尔森菌感染而形成黏膜溃疡所致；最常见的阻塞物是卡在阑尾中的粪石（粪块结石的简称）；其他病因还有寄生虫、肿瘤、病毒感染引起的腺组织肿胀。

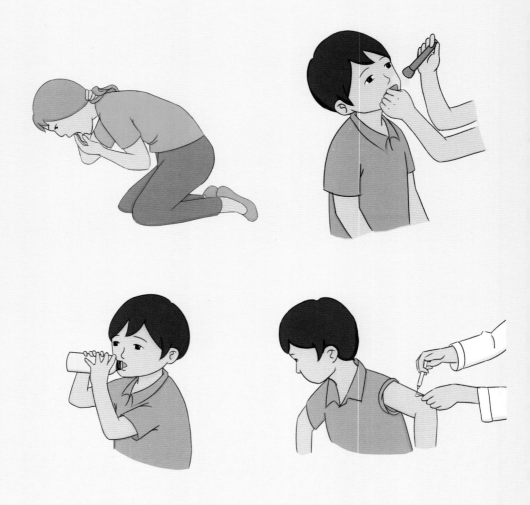

Part 6

话不能乱说
东西也不能乱吃

　　工农业的快速发展、新医药产品的不断涌现，使人们在日常生活中接触到有毒物质的机会大大增加。由于人们防毒意识薄弱，一旦发现中毒就只会送医治疗，反而耽误了最佳治疗时间。

喝酒越快，伤害越大

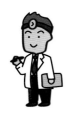

酒量每人不一样，但从健康角度来看，酒量的标准不是喝醉与否，而是伤不伤身。酒精饮品摄入过量轻则会大醉一场，重则会引起急性酒精（乙醇）中毒，俗称酒醉。饮入大量酒精后，即可引起中枢神经系统兴奋，随后出现抑制状态。以纯酒精计算，成人中毒量为70～80毫升，致死量为250～500毫升；儿童致死量为25毫升，婴儿为6毫升以上。

饮酒过量的表现

1. 兴奋期。血乙醇浓度达50毫克/分升时，即感头痛、恶心、呕吐、结膜充血、皮肤潮红或脸色苍白、兴奋、情绪不稳定，有时粗鲁无理，易感情用事，也可能沉默、孤僻。

2. 共济失调期。血乙醇浓度达150毫克/分升时，肌肉动作不协调，表现为动作笨拙，视力模糊，步态蹒跚，语无伦次，且言语含糊不清。

3. 昏迷期。血乙醇浓度达250毫克/分升时，中毒者进入昏迷期，表现为昏睡、皮肤潮红或脸色苍白、瞳孔散大、体温降低、心跳加快，呈休克状态。严重者呼吸慢而有鼾音，可出现呼吸、循环麻痹而危及生命。

4. 酒醉醒后。可有头痛、头晕、恶心、乏力、震颤等症状，如有耐受性者，症状较轻。重症者会发生合并症，如轻度电解质、酸碱平衡紊乱、低血糖症、肺炎、急性心肌病等。昏迷者，应注意与其他可以引起昏迷的疾病相鉴别。

学会预防，不伤身体

1.不能空腹饮酒。

在空腹的情况下胃部吸收酒精的速度会更快，从而对身体的危害会更大。

2.避免多种饮品混合饮用。

啤酒中酒精度数不高，但其中含有二氧化碳及大量的水分，与白酒混合饮用后会使酒精在体内快速渗透，对体内的各种脏器均会产生剧烈的刺激和危害，从而导致各种胃肠道疾病的发生，严重者甚至会导致胃出血；且酒精在体内过快的渗透还会直接影响心脑血管，从而导致心脑血管疾病的发生。

3.控制饮酒量。

通常情况下，少量饮酒对健康是有益的，如红酒含有对人体有益的成分，各种药酒有保健作用，一旦过量也一样会对人体造成损害，所以在饮酒时必须控制适当的饮用量。

急救方法

1 兴奋期与共济失调期的醉酒者，取侧卧位休息，保持安静，此时体温降低，应注意保暖，避免受凉。

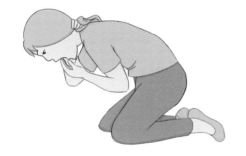

2 兴奋期和共济失调期可以催吐，减少机体对酒精的吸收；昏迷期禁止催吐或口服洗胃，以免导致窒息。

3 可吃些梨、橘子、西瓜、萝卜等，有解酒作用，并能补液、利尿。

4 必要时及时拨打"120"急救电话。如醉酒者呼吸、心跳停止，应立即进行心肺复苏术。

注意

1.当发现醉酒者出现烦躁、昏睡不醒、抽搐、呼吸微弱时，已不宜自行救护时，应立即送医院救治。

2.不要接近有暴力行为倾向的酒精中毒者，必要时报警求助。

不是什么蘑菇都能吃

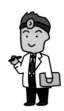
毒蕈俗称毒蘑菇，种类繁多，我国有80余种。一般含毒的蘑菇外观比较艳丽，但也有些品种外观上与可食的无毒野生蕈相似，易被误采食而中毒。蘑菇中毒是一种常见的食物中毒，城市居民则多因食用混杂的干蕈引起。毒蕈的品种和所含毒素均不同，所表现的中毒症状也不一样。

蘑菇中毒的表现

1. 胃肠炎型。表现为恶心、呕吐、腹痛、腹泻，部分中毒者会有发热现象。

2. 肝损害型。除有胃肠道症状外，可出现黄疸、昏迷、抽搐、出血及循环衰竭。

3. 神经精神型。除有胃肠道症状外，主要表现为幻听、幻觉、似醉酒状态、狂躁、精神错乱等。

4. 溶血型。除有胃肠道症状外，还表现为黄疸、血红蛋白尿、肝脾大、贫血等溶血现象，也可继发肾脏损害，导致尿少及急性肾功能衰竭。

5. 毒蕈碱症状型。以呼吸困难、胃肠痉挛、流涎、流泪、大汗、呼吸道分泌物增多、瞳孔缩小、视力模糊等表现为主，严重者可出现抽搐、昏迷。

6. 抗胆碱综合征型。主要表现为面色潮红、皮肤灼热、无汗、瞳孔散大、口干、烦躁不安、心动过速等，重者可出现狂躁、谵妄、抽搐、昏迷等。

急救方法

1 先让患者饮水300~500毫升，然后用手指或筷子、勺子、小木板等刺激咽后壁或舌根诱发呕吐，反复进行，直到胃内容物全部吐出为止。

2 可让中毒者多饮水，有条件者最好静脉输液，加速毒物排泄，维持水、电解质平衡。

3 有毒蕈碱症状者，可给1~2毫克阿托品，每15分钟1次，肌内注射，直至瞳孔散大，心率增加，病情好转后逐渐减量；肝损害型，或以质量分数为5%的二巯基丙磺酸钠5毫升，每日2次，肌内注射，一般用5~7日。

发芽土豆、没成熟番茄和茄子危害大

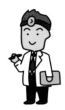

没成熟的番茄、茄子和发芽的土豆内含有可引起中毒的龙葵素（龙葵碱），如吃了很多发芽并且未去皮的土豆或没成熟的番茄和茄子，即可引起中毒。正常的人体只要摄入0.2～0.5克龙葵素就可以引起剧烈的中毒反应。

中毒的临床表现

1.有食用发芽土豆的病史，潜伏期30分钟至2小时。

2.可有口咽灼热感、恶心、呕吐、上腹部烧灼样疼痛及腹泻。重者可剧烈呕吐，甚至出现脱水及休克，更甚者因多器官功能衰竭而死亡。

3.出现头痛、头晕、口周发麻、乏力、耳鸣、畏光、眩晕、高热、惊厥、抽搐、昏迷、瞳孔散大、呼吸困难及呼吸衰竭，甚至因此而死亡。

急救方法

1 对早期发现的中毒者，应立即催吐，并选用浓茶水、浓度为0.5%的鞣酸溶液或1:2 000～1:5 000的高锰酸钾溶液彻底洗胃，服硫酸钠20克，导泻或灌肠。

2 龙葵素为弱碱性生物碱，轻症中毒者可适当饮用食醋中和。

3 补充血容量，轻者可口服补充液盐，多喝开水及淡盐水，重者应静脉输液。

4 对腹痛者，可给予山莨菪碱10毫克或昔鲁本辛15～30毫克，口服。对神经系统症状明显者可给予安定5毫克，每日3次，口服。

吃腌菜也能得癌

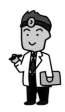

日常生活中腌制的蔬菜，如小白菜、韭菜、包菜、菠菜等含有大量的亚硝酸盐及硝酸盐，如煮熟放置过久或盐腌久放，食之也可致中毒。在腌咸肉或烧熟卤味时，有的人为了使肉色鲜红而加入硝酸盐，如果加入过量可引起中毒。

吃腌菜后的不良反应

吃腌菜后可能出现的不良反应包括：出现头晕、头痛、心率加快、嗜睡或烦躁不安、恶心、呕吐、腹痛、腹泻、发热等缺氧症状，全身皮肤及黏膜呈现不同程度的紫蓝色，持续发作或阵发性发作，与呼吸困难不成比例，严重者有心律失常、休克、肺水肿、惊厥、昏迷、呼吸衰竭等症状，甚至会危及生命。

急救方法

1 将中毒者置于通风良好的环境中，绝对卧床休息。

2 误服亚硝酸盐应及早洗胃与导泻，现场不能洗胃者，只要神志清醒，可先探吐或催吐。吸氧有一定疗效，有条件者应尽早吸氧。

3 轻者以浓度为50%的葡萄糖液，加维生素C（浓度不能超过15%），每日进行3~5克肌内注射或静脉滴注。重者可以浓度为1%的亚甲蓝按每千克体重1~2毫克，加入到浓度为50%的葡萄糖20~40毫升中，静脉注射。若无好转，2小时后重复注射1次。

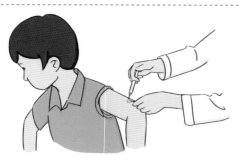

4 惊厥者应用镇静剂，如安定10毫克或苯巴比妥钠0.1克，肌内注射，必要时可重复。休克或呼吸衰竭者，采取心肺复苏等相应措施。

小鱼刺大隐患

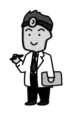

吃鱼时，不慎将鱼刺卡在咽部、食管的情况经常发生，较小、较软的鱼刺，有时可能随着连续的吞咽动作自然地滑下。但如果鱼刺较大或吞咽后没有排除，就需要采取一定的急救措施。

错误的"土办法"

1.千万不能让患者囫囵吞咽大块馒头、烙饼、米饭等食物。这样做有可能使鱼刺更加深入，更加不易取出，甚至导致邻近的大血管被刺破出血而危及生命。另外，也有可能造成邻近组织的感染。

2.有人认为醋能软化鱼刺，此说法并未得到证实，而且喝醋并不能使醋浸泡在鱼刺处，因而不可能起到软化的作用，故不宜使用此方法。

3.无论用何种方法，将鱼刺"推向下方"都是不可取的，尤其对于较大的鱼刺及倒着卡入的异形鱼刺，非常有可能刺伤消化道。

急救方法

1 用手指或筷子刺激咽喉后壁，诱发呕吐动作，以帮助排除咽部异物。

2 用手电筒或台灯照亮口腔内部，用筷子或勺柄将舌面稍用力向下压，同时让患者发"啊"声，以便清晰地看到咽部的全部情况。

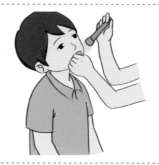

3 若发现异物，可用长镊子或筷子夹住异物，轻轻地拨出即可。

4 遇到位置较深、拔出困难的鱼刺，应立即去医院，由医生处理。

鱼胆究竟能不能吃

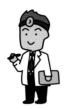

鱼胆是鱼肚子里的内脏之一，鱼胆虽然很常见，但是喜欢吃的人应该很少，因为鱼胆不仅苦，而且也有毒。虽然鱼胆也是属于中药的一种，但是不能因为如此而认为可以食用，下面我们一起来看看鱼胆中毒要怎么办吧。

判断鱼胆中毒

鱼胆中毒的潜伏期一般为2~5小时。中毒症状为恶心、呕吐、腹痛（多为隐痛或绞痛）、腹泻、黄疸、尿少、水肿、腰痛、蛋白尿，血压初期可升高，以后可下降，严重者甚至出现休克。部分中毒者可出现意识模糊、谵妄、烦躁、抽搐、溶血及肾功能衰竭，甚至昏迷。中毒者出现溶血症状时，血红蛋白下降，血尿素氮与肌酐升高，肝功能化验异常。

注意

平时可能会有部分人说，只要把鱼胆煮熟一点就可以食用了，其实鱼胆不论生熟，只要食用了均能引起中毒，具体的中毒量与摄入的胆汁多少有关。

急救方法

1 应卧床休息。专人护理，多饮水，低蛋白、低盐饮食；若水肿明显，应限制摄水量并给予无盐饮食，停止一切对肾脏有害的药物。密切观察病情变化，及时采取相应措施。

2 去除毒物。可刺激咽喉部催吐或反复洗胃。

3 烦躁不安或抽搐者，应立即送往医院救治或立即拨打"120"急救电话求救。

这些食物生吃会中毒

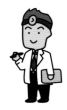

食物中毒是由于进食被细菌及其毒素污染的食物，或摄食含有毒素的动植物如毒蕈、河豚等引起的中毒性疾病。引起食物中毒主要是由于人们对食物的特性不熟、对病变食物认知不深。下面我们一起看一下，哪些食物生吃最容易导致中毒。

部分蔬菜

鲜黄花菜里含有秋水仙碱，能强烈刺激肠胃和呼吸系统，如果一次进食过多，就可引起中毒；如果对鲜黄花菜未加处理而直接食用，则往往会引起黄花菜中毒。

羊角菜又名白花菜、羊古菜，其有毒成分为辛辣挥发油和生物碱，与大蒜油、芥子油相似。羊角菜一次食用多量，或少量多次食用后易引起中毒。

部分豆类

四季豆、蚕豆、毛豆、扁豆、豇豆等豆类中都含有毒素，在没煮熟的情况下食用很容易中毒，会出现乏力、肝肿大、呕吐、发热、贫血、黄疸等症状，若不能及时急救，就会出现死亡的危险。

鸡蛋

生吃鸡蛋容易导致沙门氏菌食物中毒，沙门氏菌分布极为广泛，大部分存在于家禽、牲畜、鱼类等动物的内脏中，如果在食用时没有彻底煮熟，或生熟交叉污染，即可引起食物中毒。

海鲜

嗜盐菌中毒最常见的原因是海产品没有煮熟或与被嗜盐菌污染的容器交叉感染所致，由于嗜盐菌喜欢盐，所以在烹煮海产品的时候，应彻底冲洗干净，再充分煮熟。

误食强酸、强碱先喝奶

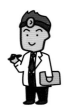

强酸、强碱都属于腐蚀剂，误服后可造成严重的食管化学性灼伤。常见的强酸有硫酸、硝酸和盐酸。常见的强碱有氢氧化钠、氢氧化钾、氯化钠、氯化钾和腐蚀性较弱的碳酸钠、碳酸钾等，若是误食后果将不堪设想。

强碱中毒

强碱中毒很常见。强碱类包括氢氧化钠、氢氧化钾，以及碳酸钠、碳酸钾、氢氧化钙等。多为固体或液体，中毒原因多为误服、吸入及皮肤接触而致灼伤。

皮肤、黏膜受强碱类损害后，局部充血、水肿，甚至糜烂，始为白色，然后变为红色或棕色，并形成溃疡。

部分患者出现手足抽搐症。

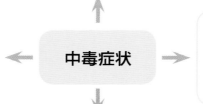

眼受到损害后，出现结膜炎、角膜炎，严重者可致角膜穿孔。

误服后可发生上消化道损伤，引起局部灼热、灼痛，出现恶心、呕吐，并伴有腹痛、腹泻、血便、口渴及脱水症状。严重者可出现食管或胃穿孔、休克，有些患者可引起肾损害。

遇到有人误食强酸或强碱导致中毒，我们应该这样做：

1 口服中毒者，禁忌催吐、洗胃或导泻，应立即给予食醋、果汁、浓度为5%的醋酸或稀盐酸中和之（但碳酸盐中毒时，忌用上述中和剂，以免胃肠胀气而发生穿孔）。继之饮牛奶、蛋清、植物油等以保护消化道黏膜。

2 皮肤灼伤后，先用大量流动的清水冲洗，再用浓度为2%的醋酸湿敷。

3 眼部灼伤后，应立即用大量流动的清水冲洗，禁用酸性液体。

4 对症治疗以保持呼吸道通畅、镇痛等。

强酸中毒

酸中毒常见强酸中毒。强酸类主要指硫酸、硝酸、盐酸等无机酸。强酸可经口服、呼吸道吸入大量酸雾及皮肤接触而致局部腐蚀性灼伤和全身毒性作用。

局部症状表现

1.口服中毒者：口腔黏膜糜烂。因接触强酸种类不同，口腔黏膜糜烂后会产生不同色泽的痂皮，如硫酸呈黑色，硝酸呈黄色，盐酸呈灰棕色，草酸则呈白色。中毒者口咽、喉头、食管、胃均有剧烈疼痛，反复恶心、呕吐，呕吐物内含有血液和黏膜碎片，严重时发生消化道穿孔。在后期，由于瘢痕挛缩而出现食管狭窄、胃狭窄或粘连性肠梗阻。

2.吸入性中毒者：会出现呛咳、喉痛、喉痒、黏膜充血、咳嗽、胸闷、呼吸加快；高浓度强酸烟雾吸入时，可以引起喉头痉挛或水肿，甚至抑制呼吸中枢而导致"闪电样"死亡。

3.皮肤接触者：可引起严重灼伤、腐蚀、坏死及溃疡形成。

4.眼部中毒者：眼部受强酸烟雾刺激后，可能会引起结膜炎、角膜炎，甚至引起角膜穿孔。

全身症状表现

可出现头痛、头晕、恶心、乏力、烦躁不安、惊厥等，广泛组织坏死及剧痛，可导致休克。严重者出现意识障碍、呼吸麻痹而死亡。

急救方法

1 口服中毒：严禁催吐和洗胃，也不能用碳酸钠、碳酸氢钠中和，以免胃肠道胀气导致穿孔。应立即口服弱碱类溶液，如浓度为10%的氢氧化铝凝胶或浓度为2.5%的氧化镁溶液60毫升，以中和强酸。继之，内服润滑剂，如生蛋清60毫升，调水或牛奶200毫升，再服植物油100~200毫升，以保护消化道黏膜。

2 急性吸入中毒：迅速移离现场，给予浓度为5%的碳酸氢钠溶液3~5毫升，雾化吸入，每日2~3次。有条件的患者可吸氧。止咳祛痰，可使用止咳糖浆10毫升，每日3次，口服。

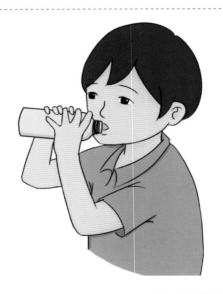

3 皮肤灼伤：立即去除污染衣物，用大量流动水冲洗至少10分钟。然后用中和剂，如浓度为2%~5%的碳酸氢钠、浓度为1%的氨水冲洗，再用生理盐水洗净。严重者，按烧伤包扎创面。

4 灼伤眼：立即用大量清水或生理盐水冲洗10分钟以上，然后用可的松眼药水及抗生素眼药水交替滴眼。

病"虫"口入

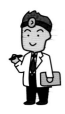

人类与寄生虫之间有着共生关系，这些寄生虫和微生物有的能够改变人类的身体状况和人类进化。然而寄生虫对于人体的损害往往超过其益处。目前，国外有部分研究列举了最普通的十大人体寄生虫，它们对人体都是有害的。

钩虫

最初，钩虫是生活在人体之外的环境中，之后通过受污染的水、水果或者蔬菜进入人体内。钩虫主要生长在人体的肠道中，它们吸附在肠道壁上，吸食着宿主的血液，有时会导致人体出现贫血症。

人体表现症状：身体虚弱、腹痛、恶心、反胃、腹泻和贫血。

疥癣螨

疥癣螨人们通常称它为疥螨，这种寄生虫是通过身体接触进行传播的。雌性疥癣螨会在人体皮肤上产卵，从而导致皮肤瘙痒和炎症，若雌性疥癣螨将卵植入人体皮肤内将会更加恶化，人体皮肤会出现强烈的瘙，并出现疥疮。

人体表现症状：搔痒、疼痛、脓疮疖、皮肤刺激。

蛔虫

蛔虫是影响人体最大的肠道线性虫，最大时身体可增长至15~35厘米。蛔虫进入人体主要是通过人体摄取食物，蛔虫卵孵化速度很快，会穿破肠道壁，然后进入血液。蛔虫有时会进入肺部，人体咳嗽会将它们弹回内脏之中。

人体表现症状：发烧、疲倦、过敏性皮疹、呕吐、腹泻、神经出现问题、不停地喘息、咳嗽。

扁形血吸虫

扁形血吸虫有时也被人们称为裂头蚴，它们生活在感染伤口的血液中，会引发血吸虫病。扁形血吸虫生活在水中，能够刺穿接触污染水的受害者皮肤。扁形血吸虫能够导致人体出现炎症和器官受损，尤其是肝脏。成年扁形血吸虫能够进入人体寄宿10年之久，也会寄宿多年也不导致任何症状。它们还会通过粪便离开人体，在蜗牛寄宿体中度过剩下的时光。

人体表现症状：发烧、疼痛、咳嗽、腹泻、体腺肿胀、昏睡不醒。

绦虫

绦虫通过遭绦虫侵入破坏的食物进入人体，利用其头节吸附在受害者的肠道内。经过3~4个月达到成熟期，期间生殖器官发育完全。能够在人体内寄宿25年之久，它们的卵通过人体粪便排出体外，可依附存在于植物，有时会被家畜或猪吞食，人体经过食用受感染的家畜，使绦虫进入人体内。

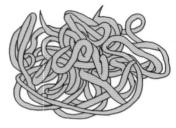

人体表现症状：恶心、呕吐、肠道感染、腹泻、体重减轻、头昏眼花、痉挛、营养不良。

蛲虫

蛲虫是人体的一种常见寄生虫，会导致蛲虫病。成年雌性蛲虫的体长有8~13毫米，其身体尾部呈现针头状，因此而得名。它们在宿主的肠道内安家，但蛲虫不同于其他寄生虫，它们不会穿过血液，不会长时间幸存在人体内其他部位。它们会在人体内产卵，通常会在肛门处产卵，导致人体感觉搔痒，然后通过人体手指接触而传播。

人体表现症状：疼痛和瘙痒。

班氏丝虫

蚊子可携带班氏丝虫，当它们叮咬人体时可将班氏丝虫释放入人体血液。它们的幼虫会进入淋巴结，幼虫至成熟需要大概1年的时间。它们通常会引起热带班氏丝虫症，极端的情况下会导致象皮病。

人体表现症状：发烧、发冷、皮肤感染、淋巴结疼痛、皮肤变厚、身体出现肿胀。

弓形虫

弓形虫是一种外形像新月牙的虫子，可以侵入人体的中枢神经系统。人们通常吃被虫体污染且未煮熟的肉食或接触被感染弓形虫的猫及其用品就容易会感染弓形虫。有些人体内存在抗体，即使在弓形虫感染的环境下也不会出现任何症状。

人体表现症状：流感、发烧、发冷、疲劳、头痛。

贾第鞭毛虫

它是一种长有鞭毛的原生寄生虫。主要生活在肠道内，会导致小肠感染，引起贾第鞭毛虫病。当它们留在人体内脏时，将会引起炎症和导致其他器官损害，降低内脏器官吸收营养物质的效率，并且导致腹泻。贾第鞭毛虫对水处理具有很强的抗性，甚至能够生存于饮用水中。

人体表现症状：腹泻、恶心、反胃、腹痛、体重下降，最显著的特征是打"烂鸡蛋味"饱嗝。

阿米巴虫

阿米巴虫是一种单细胞生物，能够引起阿米巴病。这种虫子主要感染人类和其他灵长目动物。它们主要存在水、潮湿环境和土壤中，可以污染水果和蔬菜。它通过粪便污染物进行传播。像疟原虫一样，阿米巴虫比其他原生动物更易导致人死亡。

人体表现症状：腹痛、体重下降、虚弱、腹泻、肚脐脓肿。

除了吃，闻也有可能"闯祸"

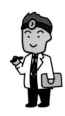

吸入毒气引起的中毒，是指各种有毒气体从呼吸道进入体内，发生毒性作用，使组织细胞或其功能遭受损害而引起的不健康或病理现象。可分为急性、亚急性和慢性中毒。包括一氧化碳、甲醛及沼气等侵袭机体，导致机能状态减弱或失调，甚至危及生命。

甲醇中毒

甲醇在工业上是甲醛、塑料、胶片等的生产原料，并用于防冻剂及溶剂等。甲醇为无色、易挥发、易燃的液体，气味与乙醇相似，极易溶于水和体液。甲醇经呼吸道和消化道吸收，皮肤也可部分吸收，分布于脑脊液、血、胆汁和尿中且含量极高，骨髓和脂肪组织中含量最低。甲醇在体内氧化和排泄均缓慢，故有明显蓄积作用。急性中毒主要见于大量吸入甲醇蒸气或误作乙醇饮用所致。

甲醇中毒后的症状表现如下：

1.吸入中毒潜伏期一般为1~72小时，少数为96小时，口服中毒多为8~36小时，如同时摄入乙醇，潜伏期会较长。

2.中毒早期呈酒醉状态，出现头昏、头痛、乏力、视力模糊和失眠，还伴有恶心、呕吐、上腹痛等症状，可并发肝脏损害。

3.口服中毒者，可并发急性胰腺炎。少数病例伴有心动过速、心肌炎、急性肾功能衰竭、心电图ST段和T波改变等。严重时可有锥体外系损害症状或帕金森综合征，出现谵妄、意识模糊、昏迷，甚至死亡。双眼可有疼痛、复视，甚至失明。检查可见瞳孔散大或缩小，对光反应迟钝或消失，眼底视网膜充血、出血，视神经乳头苍白及视神经萎缩等。

4.甲醇中毒最明显的特征是视力减退或失明。血液中甲醇、甲酸增高，个别有肝、肾损害。二氧化碳结合力降低，血气分析可见pH降低、血浆标准碳酸氢盐（SB）减少及剩余碱（BE）负值增加等指标的改变。严重者出现发绀、呼吸深而快，呈库氏（Kussmaul）呼吸。

一氧化碳中毒

一氧化碳中毒俗称煤烟中毒或煤气中毒，以冬季为多发。一氧化碳是由含碳物质燃烧不完全产生的一种无色、无臭、无刺激性的气体，易燃、易爆，在空气中燃烧其火焰呈蓝色。吸入过量可引起中毒。一氧化碳中毒主要引起组织缺氧。

一氧化碳中毒后的症状表现如下：

1 轻度中毒

可有头痛、头晕、四肢无力、恶心、呕吐、意识模糊、嗜睡症状。

- -

2 中度中毒

中毒者面色潮红、口唇呈樱桃红色、心率加快、呼吸困难、站立不稳，可有昏迷。

- -

3 重度中毒

持续昏迷、瞳孔缩小、大小便失禁，可有高热、大脑强直状态。部分中毒者，可出现心肌损害、心律失常、肺水肿、休克等。

注意

在中毒者脱离中毒现场8小时以内，抽取静脉血，血液可呈樱桃红色。重度中毒者，有时诊断比较困难，须与各种脑血管病相鉴别。

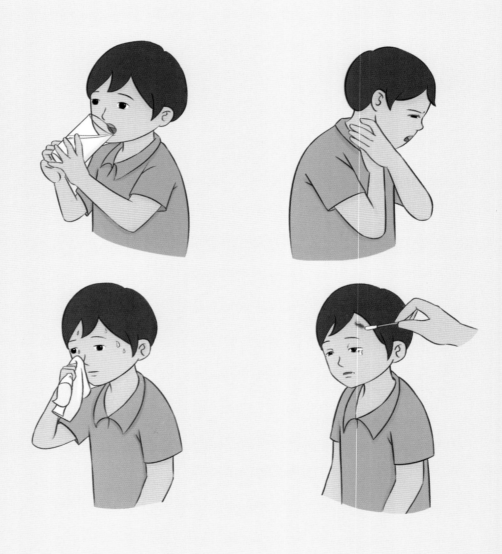

Part 7

检验父母急救常识的时刻

　　对于父母来说，在支持孩子进行探索活动的同时，还应经常注意孩子身边的潜在危险。据统计，我国意外伤害占儿童死亡原因总数的26.1%，并且还以每年7%~10%的速度增长，然而意外伤害已经成为0~14岁儿童健康的"第一杀手"。父母们要做好防御措施以降低孩子出现意外事件的概率，同时也要掌握基本的急救技能，一旦发生意外，要及时施救。

儿童意外受伤75%是在家里发生

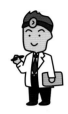 孩子淘气、好动都是天性使然，因此即使在相对安全的"家里"也有可能导致受伤，据统计，孩子受伤75%是在家里发生的，而此时家长们一般都会慌张得手足无措，但这样对孩子的受伤是没有任何帮助的，所以家长们务必在意外面前保持镇定，以处理好突发的意外。

调节紧张与慌乱的情绪

在现实社会中有那么一部分人会有晕血（看见血就会头晕目眩）的情况出现或者在小危险发生时就表现为惊惶失措，那么想让这一类人进行急救就会有点强人所难了，因为对于任何年龄层的人来说，想在任何时刻都能镇定自若，也不是一件容易的事。

但是在遭遇突发事件时，人们在紧张和慌乱中应该做的首要事情就是深呼吸。在受到外界的惊吓时，人们总会自然而然地屏住呼吸。然而呼吸停顿会停止我们体内能量的流动，最明显的症状是导致思想和行为的混乱。而此时做深呼吸的动作，能放松您的胸腔，只有这样才能使体内能量恢复流动并保持流畅状态。

因此，当再次遭遇到类似情景时，请务必记得我们的忠告：遭遇突发事件时，先深吸一大口气，然后慢慢地将这口气呼出。这样令你有能力处理接下来的事情。

实践出真知

大家都知道，只有亲自动手做，我们才会得到深刻的记忆。如果在日常生活中能偶尔与孩子进行急救演练，不仅能提升家长对急救技能的掌握度，也增加自己在紧急情况下随机应变的能力与自信心。

为了能更好地使理论与实践相结合，建议读者们多与孩子进行演练。因为对孩子来说，与父母一同做急救练习不仅是更好的未雨绸缪，同时也是增进亲子关系并且相当有趣的游戏。

让孩子学习急救常识与安全防范

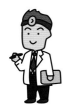

在这个世界上最珍贵的就是生命，最重要的就是安全。生命的宝贵无人不晓，安全的重要性却常常被人们忽视，安全意识的培养，在儿童的成长当中是举足轻重的，没安全还怎么能健康成长呢？

基础的安全知识

对于14岁之前的孩子而言，完全可以在这个时期给他们灌输一些安全知识，如常用的家电使用及安全注意事项；化学物品、药品的标识和注意事项；交通规则；注意保护自己的身体，小心硬物、锐器损伤身体的部位等。

提高自控能力

部分学龄前的孩子已经具备安全知识，但由于自控能力差、贪吃、贪玩，在玩起来的时候会忘掉安全，从而导致自己或他人受伤。也有部分孩子控制不住自己，食用陌生人的食品而上当受骗，甚至丢掉生命。所以，家长务必提高孩子的自控能力。

学会发生意外时的措施

提前学习应急措施是非常必要的，如煤气泄漏时要先将源头切断然后立刻开窗通风，但是千万不能开灯、打电话，否则会引起爆炸，在遇到意外时，要学会报警，如拨打报警电话"110"、消防电话"119"、医疗急救电话"120"等。

远离不健康的模仿

12周岁前，儿童的天性是好奇，儿童的本能是模仿，儿童主要通过模仿来完成对外界事物的认知，特别是低龄儿童缺少对危险的分辨与判断，家长们必须格外留神，因为你的安全意识和谨小慎微的习惯是孩子最好的榜样。

判断孩子危险急病的方法

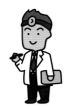

有时候，孩子只在一转眼间就有危急情况发生，这时父母要冷静，且要充满信心。良好的心理素质可能成为您挽救孩子生命的决定因素。如果父母已经有了足够的心理准备，那么，学习一些急救技能会使您的救助更趋完善。

生命体征决定伤害的轻重

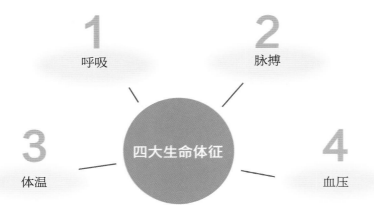

它们是维持机体正常活动的支柱，缺一不可，不论哪项异常都会导致严重或致命的疾病，同时某些疾病也可导致这四大生命体征的变化或恶化。因此，学习判断它们的正常和异常，已成为每个家庭成员的必备知识和技术。危急情况发生后、医生到来前，救护人员应对患者的四大生命体征认真观察，做出正确判断，有利于立刻采取针对性的抢救措施。

大量实验研究和临床实践证实，由于各种伤病因素导致心跳骤停后，呼吸也即终止，脑组织会发生不可逆转的损害。心跳停止3秒即发生头晕；10~20秒后即发生昏厥，血压下降；40秒后出现抽搐，摸不到脉搏。呼吸骤停60秒后，大小便失禁，体温下降，甚至生命终止等。可见，呼吸、脉搏、体温、血压这四大生命体征，在正常情况下互相协调、互相配合、互相作用来维持人体的正常生理活动和生命；而在人体异常情况下，它们也会相互影响，继而发生危险综合征，甚至危及生命。

📋 "先救命，后救伤"

在意外伤害和突发急病的现场，参与救护的人员不要被当时混乱的场面和危急的情况干扰。应沉着镇静地观察患者的病情，在短时间内做出病情判断，本着"先救命，后救伤"的原则，首先对患儿的四大生命体征进行观察判断，然后再检查局部有无创伤、出血、骨折等情况。

📋 各项生命体征的检查步骤

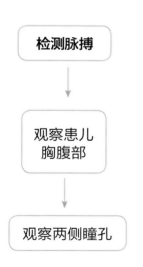

检测脉搏

观察患儿胸腹部

观察两侧瞳孔

首先，检测脉搏，只要桡动脉测到搏动，表示心跳存在。但测不到搏动时，并不能肯定心跳已停，而要测颈动脉、股动脉的搏动，只有这些大动脉的搏动已消失时，才能做出心跳停止的判断。

接着，观察病人胸腹部，当有起伏时，则可肯定呼吸的存在。或用耳及面部侧贴于病人口及鼻孔前感知有无气体呼出。

最后，观察两侧瞳孔。正常瞳孔等大等圆，大小可随外界光线的强弱而变化，并且双侧瞳孔同步变化。若两侧瞳孔不对称、缩小或放大、不正、对光反应迟钝等，表示有病态。

昆虫咬伤，别胡乱救治

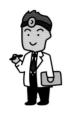

外出郊游，被昆虫叮蜇很常见，但有时候可能会导致严重的后果。如被蜜蜂蜇伤，蜂毒进入血液，会发生过敏性休克。被蜈蚣咬伤之后，轻者剧痛难受，重者有生命危险。如果处理不当，很可能在短暂的几小时内丧生。

毛毛虫蜇伤

被毛毛虫蜇伤后，初期感到局部瘙痒刺痛、烧灼感，一段时间后则患处痛痒加重甚至溃烂。严重者还可引起荨麻疹、关节炎等全身反应。

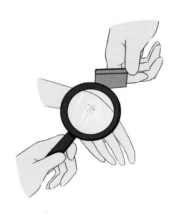

1 初步处理。此时应先在放大镜下观察，用刀片顺着毒毛方向刮除毒毛，然后在患处涂搽浓度为3%的氨水。用南通蛇药外敷患处，也可以用七叶一枝花或鲜马齿苋捣烂外敷。

2 迅速就医。如伤口溃烂，可用抗生素软膏涂抹，而症状严重者，应尽快到医院诊治。

蜂蜇伤

人被蜂蜇后，局部有疼痛、红肿、麻木等症状，数小时后能自愈。少数刺伤处出现水疱，并伴有全身中毒症状。被群蜂多处蜇伤，在很短时间内即会出现发热、头痛、恶心、呕吐、腹泻等症状，重者发生溶血、出血，烦躁不安，肌肉痉挛、抽搐，昏迷和急性肾功能衰竭。

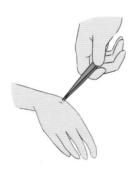

1 拔出毒刺。如果刺看得很清楚，用指甲夹住往外拔；如果刺入得比较深，指甲拔不出来，可以用两个手指绷紧皮肤，刺会露出一点儿，再用镊子拔出。然后用一半醋一半冰水，将纱布或棉花浸湿敷在伤处，可以减轻疼痛。

- -

2 清洗患处。如果手上的刺不能拔出，必须用消毒针将叮在肉内的断刺剔出，然后用力掐住被蜇伤的部位，用嘴反复吸吮，以吸出毒素。如果身边暂时没有药物，可用肥皂水充分洗患处，然后再涂些食醋或柠檬汁。

蜈蚣咬伤

人被蜈蚣咬伤后，局部可有灼热、红肿、剧痛感，产生水疱，引起淋巴管炎或淋巴结炎。严重者可有头痛、头晕、恶心、呕吐、发热甚至昏迷及过敏性休克等全身症状。

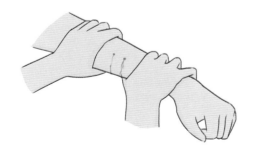

1 挤出毒血。如果不幸被蜈蚣咬伤，不要惊慌，立即将患部用手指抓紧，用力从伤口处挤出血来，并尽可能用绷带或布条把患处扎紧，使血液流动变缓，然后找只公鸡，将棉花塞进鸡嘴，使它吐出口液沾湿棉花，涂在被蜈蚣咬伤的部位，十分钟之后，剧痛可止，患部红肿消除。此法既经济又简便，而且功效奇速。

2 慎防休克。此时局部可用肥皂水或浓度为3%的氨水涂抹，但忌用碘酊、酒精，以免刺激伤口，也可以用南通蛇药、鱼腥草、蒲公英等局部涂敷，但是如果出现过敏性休克者应取平卧位，头稍低，并速送医院急救。

毒蜘蛛咬伤

一般的蜘蛛咬伤仅可引起局部疼痛、发炎或组织坏死，毒性不大的话不会有太大危险。但有一种黑色的毒蜘蛛，它的毒液中含有神经毒蛋白，人被它咬伤后，伤处会剧烈疼痛、苍白或红肿，起扁平疙瘩，同时，可引起全身软弱无力、头晕、恶心、呕吐、腹肌痉挛、双足麻木刺痛；严重者可发生惊厥、昏迷、休克。

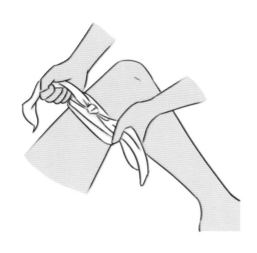

1 阻止毒血入心。就地取材，用绳子、手帕、裤带等紧扎伤口上方（肢体的近心端），同时，每隔15分钟放松1分钟，以免肢体坏死。

2 刺破患处周围以排毒血。取大号缝衣针、三棱针等，在用火烧或用酒精消毒后，再用酒精消毒被咬伤处皮肤，然后，针刺被蜇伤处周围的皮肤，并边刺边用力向外挤出毒液，也可用拔火罐或吸奶器将毒液吸出。

蝎子蜇伤

被蝎子蜇伤处常发生大片红肿、剧痛，轻者几天后症状消失，重者可出现寒战、发热、恶心呕吐、肌肉强直、流涎、头痛、头晕、昏睡、盗汗、呼吸增快等症状，甚至出现抽搐及内脏出血、水肿等病变。儿童被蜇后，严重者可因呼吸衰竭、循环衰竭而死。

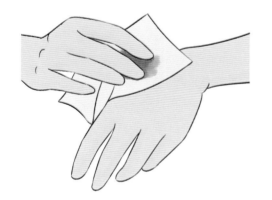

1 去除毒血。此时应立即将毒刺拔出，在伤口的近心端2～3厘米处用布条或带子绑扎（注意每隔15分钟放松1～2分钟），用手将含有毒素的血液由伤口挤出，或用口吸出毒素（口腔黏膜有破损者不宜），也可用拔火罐或吸奶器吸出毒素。

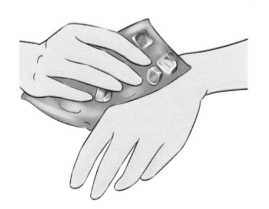

2 扩大伤口排毒血。必要时可用消毒后的利器在伤口处作十字形切口，以利排毒。伤口周围可用冰袋或冷水湿敷，以减少毒素的吸收和扩散。有条件者可以口服南通蛇药片，并在伤口周围涂抹蛇药，注意不要涂在伤口处，以免阻碍排毒。在没有上述条件的情况下，可用自己的尿液和泥敷于伤处，也能起到消肿止痛的作用。

孩子误吃东西，不一定要催吐

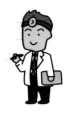

孩子在成长的过程中，误食有毒物体（家庭清洁用品、蟑螂药、老鼠药、樟脑丸等）或药物时有发生，尤其是外有糖衣包裹的药丸，孩子轻轻一舔觉得是甜的，就以为是糖果，结果就不堪设想了。部分家长用喝完的果汁瓶装上洗洁精等液体，孩子误以为是果汁等情况均会发生，但是，孩子误食了这些东西就必须催吐吗？下面我们一起来看一下该如何操作吧。

发现异常表现

误吞异物这种情况多见于小儿。儿童吞下的东西，一般会从大便排出，故对健康并无多大伤害。倘若小儿不小心吞下一些特别的物件，需根据具体情况做出相应处理。

儿童误服药物、花生以及误吞纽扣、发夹、钉子、回形针、碎玻璃等异物，一般都会引起咳嗽或出现呼吸困难。如果误食花生，塞着气管或支气管，吸收了水分便会膨胀，堵塞气道，引起窒息。若误吞的是较为尖锐的异物，很容易钩住或穿透消化道黏膜，造成损伤。

及时对症处理

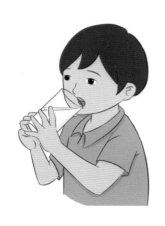

1 误服药物。若已清楚知道误服药物的分量及时间，且药性不太严重，可给孩子喝些牛奶以减低药物在胃里的药性。

2 吞下纽扣。若是胶质纽扣，用X线亦难照出，纽扣若到了胃和肠部也可从大便排出，父母可留意患儿的排便情况。若引起咳嗽或出现呼吸困难，则是纽扣进入了气管，要立刻带患儿见医生。

3 吞下花生。花生是各种物件中最危险的，因此不要随便给孩子吃花生。

4 吞下发夹。发夹虽然长，若是顺利通过幼儿的肠道，一周之内便会从大便排出。若在体内钩着内脏某处，便须带孩子到医院照X线片，查出发夹所在部位。

5 误吞尖锐、带钩的异物。误吞钉子、回形针、碎玻璃等，则必须立即送医院检查治疗。

6 误吞香烟。要立即从嘴里把残留香烟掏出，然后灌温开水或牛奶，并迅速催吐，然后去医院继续诊治。

误食异物的几点注意事项

1
如误吞的是汽油或消毒药品，由于能引起胃和食管溃烂，不能催吐，应用毛毯将病人保温，迅速去医院急救。

2
当误吞异物以后，无论有无症状出现，在2～3天内都应改食流质或半流质食物。

3
帮助孩子催吐时，喝水的分量要根据孩子的体重而定，并且孩子喝进去多少就务必吐出来多少。

4
吐出来的东西最好保存好，以备去医院时能做毒物鉴定，并且喝进去催吐的水的温度应尽量与人体温度相近。

孩子异物入喉有方法

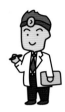

随着孩子活动范围的扩大，他们已经能够自己伸手去拿东西吃，在大人不注意的时候吞入一些小物件，极易引发意外；孩子也可能误吞鸡骨、鱼骨等。尖锐的异物可能损伤消化道，细小的异物可能引起哽噎。因此，在日常生活中，当小孩被异物卡住喉咙时，应引起家长的注意。

时刻注意孩子的症状

1.引起疼痛。尖锐的异物刺入食管壁侧引起较重的疼痛。异物位于颈下部两侧或胸骨后处，吞咽时疼痛加重。

2.咽食困难。轻者或早期不完全阻塞者可进流食。重者因食管反射性痉挛、吞咽疼痛而拒食，食管肿胀。异物较大者可造成完全性梗阻，致使唾液及流质食物均不能咽下。

3.呼吸道症状。较大异物压迫气管，或滞留咽部的唾液被吸入气管，都可引起呼吸困难、咳嗽等症状。

4.颈部活动受限。食管入口处有尖锐异物或已有食管炎患者，因颈部肌肉痉挛使颈项强直，并会出现头部转动困难的症状。

5.引发感染。因发热引起食管炎、食管周围炎、纵隔炎和颈深部感染等合并症时，患者可有体温升高、全身不适等症状。

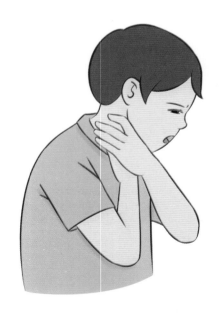

📋 正确处理异物入喉

1.首先要弄清楚有无异物，以及异物的大小、性质、形状。

2.采用各种引起呕吐的方法，比如压舌根、刺激咽部，通过呕吐将异物带出食管。

3.如果是圆形光滑的异物，可采用饮少量水做吞咽动作的方法，使异物进入胃肠道内，继之随粪便排出体外。

4.若误吞带刺或有棱角的异物，不可强行取出，必须去医院处理。

5.如果吞入的是不光滑异物，首先检查气道是否通畅，可按照气道异物阻塞的方法进行急救。（具体操作方法参见本书附录2）

📋 给孩子做好教育工作

1.教育孩子不要随便将东西放入口中，也不要将一些较小的东西放在小孩子身边，以免小孩子将之放入口中。

2.家长给孩子喂食时尽量把坚硬的东西（如花生、豆类等食物）弄碎后再给孩子吃。

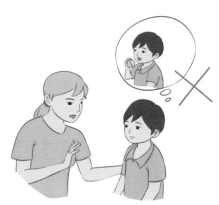

3.不要让孩子将笔帽、橡皮、弹珠塞入鼻腔和口中，以防突然说话时误吞。

4.儿童发生异物哽噎后，家长不要盲目地去取，如果不得法，还会使异物进入更深。应立即去医院让医生取出。

5.鱼刺鲠喉时，千万不能让患者囫囵吞咽大块馒头、烙饼、米饭等食物。这样做有可能使鱼刺更加深入，更加不易取出，甚至导致邻近的大血管被刺破出血，危及生命。无论用何种方法，将鱼刺"推向下方"都是不可取的，尤其较大的鱼刺及倒着卡入的异形鱼刺，非常有可能刺伤消化道。

小·儿·腹·泻

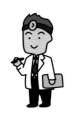

小儿腹泻是由多病原、多因素引起的以大便次数增多和大便性状改变为特点的儿科常见病。四季均易发生，一般夏季发病率较高。

辨别病情最重要

小儿非感染性腹泻主要是由于喂养不当，如进食过多、过少、过热、过凉，突然改变食物品种等引起，也可由于食物过敏、气候变化、肠道内某些营养缺乏引起。感染性腹泻可由病毒（以轮状病毒为最多）、细菌、真菌、寄生虫感染肠道后引起。

此病可缓可急，轻症仅有胃肠道症状、食欲不振，偶有呕吐、大便次数增多及性状改变；重者大便次数一天有十余次，甚至几十次。大便可呈水样、糊状、黏液状，有的可解脓血便，同时可出现较明显的脱水、电解质紊乱和全身中毒症状。

小儿腹泻有办法

首先要弄清楚有无异物，以及异物的大小、性质、形状。

如果单纯小儿腹泻，除吃药治疗外，饮食上应吃些稀饭、面条等易消化的食物，但是最主要的还是要多喝盐开水。

但婴儿若是出现腹泻，并且出现脱水症状，如精神萎靡、反应迟钝、尿少而浓、哭而无泪和眼窝凹陷等症状，一定要尽快去医院输液以补充水分，否则后果严重。

小儿肺炎

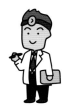

小儿肺炎是临床常见病，四季均易发生，以冬春季为多。如治疗不彻底，易反复发作，影响孩子发育。

根据症状判断病情

1. 小儿肺炎起病急，有寒战、高热、胸痛、咳嗽、咳痰等症状，初为少量黏液痰，后逐渐转为铁锈色痰。

2. 病变广泛者可有气急、发绀，部分患儿有恶心呕吐、腹胀、腹泻和黄疸。

3. 严重者可有嗜睡、神志恍惚、烦躁不安、谵妄或昏迷，甚至休克等。

不可胡乱处理小儿肺炎

1. 有喘息、呼吸困难、发绀的患儿，要尽早给予吸氧。

2. 有发热迹象的患儿应给予退热处理。

3. 患者出现重症表现，应尽快送医院治疗。

4. 在途中将患者置于半卧位或头侧位，并保持安静和呼吸畅通。

家长学会预防，让孩子少生病

1. 传染病流行的季节不要带孩子到公共场所去游玩，不要让孩子接触已被感染的患者，天气变化时要为孩子适时增减衣服。

2. 平时孩子要去户外活动，多晒太阳，室内空气要新鲜、流通。

3. 要积极预防佝偻病、贫血、营养不良、微量元素缺乏等病症。这些病症与肺炎的发生、发展有密切关系。

孩子玩游戏也有风险

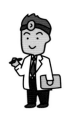

仔细观察孩子的课间游戏，就会发现有些同学玩的一些游戏其实是隐藏着危险的。任何游戏都有潜在的危险性，学会避免危险的发生才是我们需要思考的话题。

意外频发的课间10分钟

课间十分钟的目的主要是让孩子稍微放松和休息，并做好下一节课的准备工作。所以下课时，孩子们千万不能在走廊里推推搡搡或在校园里追追赶赶，以免互相碰撞，从而导致伤害发生；活动的强度要适当，尽量不做剧烈的活动，以保证下一节课不疲劳，保持精力集中、精神饱满。

灌输孩子安全游戏的意识

玩游戏能使孩子增长知识、锻炼身体。但是有一些游戏是具有危险性的，轻则伤人，重则危及生命，此类游戏是不能玩的，如含有化学物质的玩具、玻璃制品玩具、暴力性玩具（弹弓、弓箭、发射子弹的玩具枪等）。

预防运动意外8大项

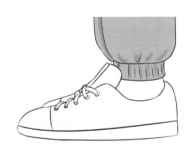

1 要在运动前换上胶底运动鞋，因为运动鞋弹性大、摩擦力大，能有效减少意外事故的发生以及减轻受伤的程度。

2　运动前要认真做好准备活动，否则很可能导致肌肉拉伤、扭伤、骨折等的意外的发生。

3　运动前，女生要摘下发卡、塑料或玻璃饰物，男生不能在口袋里装小刀等锋利物品。

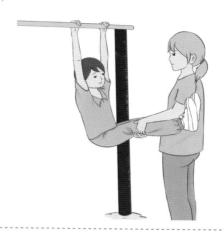

4　要在有老师或同伴的情况下才做器械运动，如单杠、双杠运动时，务必严格按老师的要求去做，特别是投掷标枪、铅球等运动，不能擅自投出或捡回，否则有可能被击中受伤，甚至危及生命。

5　一旦自己摔伤或有同学摔伤，不能急忙起来，也不能乱搬动受伤的同学，要等校医或老师来处理。

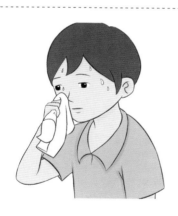

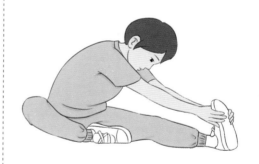

6　夏天时，运动后不能立即喝凉水，可以喝些淡盐水，以防止中暑；并且在运动后及时擦净汗水并穿好衣服，不要立即吹风扇或者空调，以防感冒。

7　运动时出现抽筋的情况无须慌张，只要先躺下或采用舒适的坐姿坐下，然后慢慢地拉伸抽筋肌肉即可，千万不能胡乱揉捏，否则可能会导致伤势加重。

8　运动中不能进食，餐后一小时内不能运动，运动20分钟后才能再次进食，运动补水非常重要，但切记避免大口喝水，只要小口慢喝即可。

慎防家中小·玩具变成大灾难

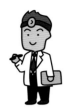

教导孩子不仅仅是职责，更是一件值得我们为之一辈子奋斗的"事业"，让我们在相互促进、相互理解的前提下用心伴随孩子，共同呵护他们茁壮成长。虽然我们精心照料孩子，但是也要提防孩子日常生活环境里的潜藏危险。下面我们一起来看一看，家庭中的"大灾难"。

会"打人"的家具

有部分家长认为，只要孩子在家里就会很安全，无须特别留神地保护看管，而此时的家长往往就很容易麻痹大意。国外的相关专家表示，哪怕在自己极为熟悉的家里，也是处处暗藏危机，一旦发生意外，可能就会让那些粗心的家长追悔莫及。家中的家具有可能会出现以下的情况：

1.当孩子想拿桌子上的东西时，就会去拉桌布，很容易被砸到或被热食烫伤。

2.当孩子在走路或者奔跑的时，稍微用力撞上家具就非常疼，容易造成不同程度的伤害。

3.当孩子在嬉戏或好奇爬上柜子类的家具时，很可能会导致家具倾倒压伤孩子，严重者甚至会危及生命。

4.当孩子爬上较高的椅子或具有一定高度的家具时，孩子时刻都会有站不稳或直接摔下来导致受伤。

打火机不是玩具

某些家长在日常生活中经常随手拿件东西给孩子当玩具，虽然很节省时间又能及时安抚孩子，但是儿童年幼无知，不了解火的危险性，出于好奇心喜欢玩火，因玩火引起火灾就得不偿失了，也有部分打火机的制造质量差，很容易发生爆炸等危险，所以莫把打火机当玩具。具体的原因请看下面几点：

1.小朋友拿东西有时候会不稳，再加上拿打火机的位置不妥当，很容易就会烧到手，还容易引起火灾。

2.有些打火机可能会在点燃的时候引起爆炸，给小朋友造成人身伤害。

3.打火机的材质多为塑料、金属，而且被很多人摸过，上面也有细菌，若是孩子放入口，有可能会引发不可想象的危险。

4.如果在地上摔打打火机，也很容易引起爆炸，因此小朋友不要把打火机随便往地上扔。

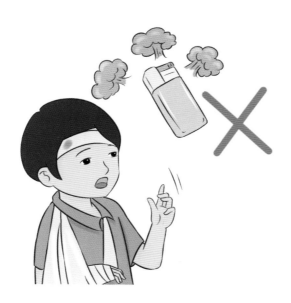

药丸可不是糖豆

"宝贝，你看这药就跟糖一样好吃，甜甜的！"相信每一个家庭里面都出现过这种话语，但这是不正确的，尽管孩子现在还不懂什么，但也不可让孩子形成"药等于糖"的观念。一旦孩子形成"药等于糖"的观念，就极有可能错把药当成糖来偷吃，后果会十分严重。具体的原因请看下面几点：

1.药物多需要经肝脏代谢，儿童内脏发育还不完全，一旦用错，将发生比成人更严重的伤害。

2.一些药对成人不会造成明显影响，却会影响儿童健康。如喹诺酮类抗生素可能影响儿童骨骼发育，部分晕车药可能影响儿童神经系统。

3.儿童的黏膜较为脆弱，误服外用药会腐蚀食管。

4.误服较大的药片，还可能因难以吞咽造成呛咳，引起窒息，威胁生命。

📋 "咬人"的电风扇

孩子对于新鲜事物的热情，都是无比高涨的，对于造型奇特，又高又圆，又可以遥控，还会摇头晃脑和散发出阵阵凉风的电风扇也同样是无比新鲜好奇。但殊不知，它对孩子来说却是十分危险的存在，所以我们要告诉孩子正确使用电风扇的知识，培养安全操作电风扇的良好习惯。具体的原因请看下面两点：

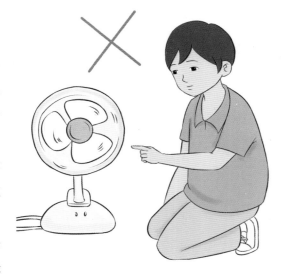

1.当电风扇正在运行时，千万不能将手指伸进防护网内。要不然飞速旋转的叶片会将手指割伤。

2.在某些因素的情况下，如产品质量不过关，会导致电风扇漏电而造成孩子受到触电伤害。

📋 时刻注意"文具杀手"

很多家长都觉得文具的危险无非就是划伤、刺伤，但是这只是文具伤害的冰山一角而已，现在各种各样的文具类型、添加物、增香剂等琳琅满目，殊不知这些"新型"文具却隐藏着可怕的伤害。具体的原因请看下面几点：

1.纸张异常洁白可能是添加了大量荧光增白剂，且长期使用会影响视力。

2.带香味的橡皮、圆珠笔等文具可能添加了人造香料，其甲醛、苯酚等有害物质易超标，久闻可能会出现头晕、食欲下降等现象。更严重的是，会对人体的细胞发育、肝脏、肾脏等器官造成影响。

3.尽量不用或少用涂改液；若是一定要使用，如涂改液不慎溅到皮肤上，一定要立即清洗。

安全教育，预防先行

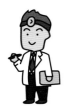

　　步行是人们最基本、较自由、安全的一种出行方式，但绝不能因此而麻痹大意，忽视它危险的一面。当行人跨越隔离设施时，不仅个人有很大的危险，也会给交通带来不可估计的安全隐患。

家长应做好榜样

　　我们经常看到家长领着孩子跨越护栏，很多家长因为图方便、赶时间等多种原因，不仅自己横跨护栏过马路，连带着孩子也是如此。其实为了孩子安全，宁可多走几步也不能翻越护栏，更不能带着孩子跨越护栏。要想让孩子从小养成最基本的交通安全意识，我们家长就要首先自觉遵守交通法规，为孩子做好表率。

时刻牢记文明、安全出行

　　1.注意遵守交通规则，不抢道、抢行，避免发生危险；横穿马路、铁路时，要走专用人行横道，如果走到无人行道或信号装置的地段，必须"一站二看三通过"，即需要确认安全后才选择通过。

　　2.遇到有行人信号灯控制的路口时，必须在人行道内行走，并且做到"红灯停、绿灯行"。

　　3.横过车行道时，不要因为某种原因而走"捷径"，一定要走人行横道，并且不能斜穿马路，还要看清楚来往车辆。

　　4.与多人一起步行时，不能横着一排行走，并且不能勾肩搭背、拉扯或打闹。

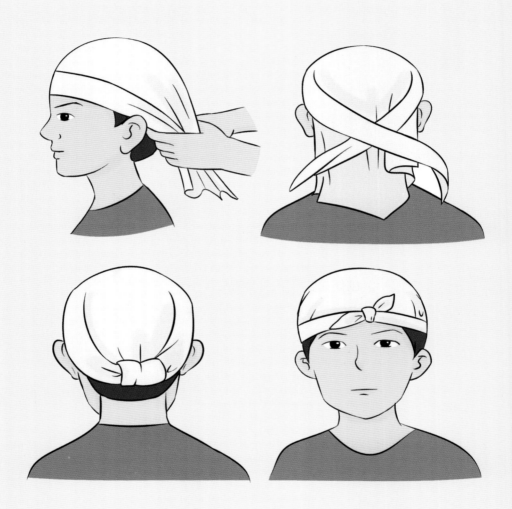

Part 8

外伤急救的技术
信手拈来

　　创伤是由于各种致伤的外力施于人体，造成的人体组织损伤和功能障碍，创伤轻者造成体表损伤，引起疼痛和出血；重者损伤心、肺、脑、肝等重要器官而危及生命。

　　现代创伤以严重创伤、多发伤和群体伤为特点，所以，创伤的现场急救要求快捷、正确、有效。只有正确、有效地进行现场医疗救援才能挽救伤病员的生命，减轻伤病员的痛苦并防止损伤进一步加重。

认识人体不同部位的外伤表现

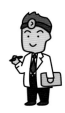

意外伤害往往发生得较突然，如果不能立即采取正确的急救措施，就很容易给伤者留下终身遗憾，甚至失去挽救生命的机会。所以，学习正确、有效地进行现场医疗救援是十分必要的。

头部外伤

头部外伤多由锐器或钝器伤害所致，裂口大小各异，深度、宽度不一，创伤边缘整齐或不整齐，有时也会伴有皮肤挫伤或损害。由于人的头部血管丰富，血管受伤后不易自行恢复或愈合，所以即使伤口很小也会导致严重的出血，严重者有可能发生休克。

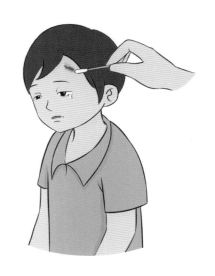

1.伤者可能会出现暂时性或部分意识的丧失，伴有脸色苍白、皮肤潮湿冰冷、呼吸浅缓细弱、脉搏跳动较快等症状。

2.意识恢复后，伤者可能完全忘记或者根本想不起发生过的意外，只感觉头痛欲裂，并出现恶心、反胃、呕吐等不适症状。

眼部外伤

眼睛是人体暴露的器官之一，稍不注意就会遭受外伤，如被球类、石块、拳头、树枝等造成的钝性外力撞击，或由锐器及高速飞溅物穿破眼球壁引起的穿透性损伤，导致眼组织不同程度的损害及生理功能紊乱的病变。

1.轻者眼部疼痛、畏光、流泪，眼睑水肿，球结膜出血。

2.重者有出血，瞳孔散大或变形，晶体脱位，视网膜水肿，视神经挫伤，伴有头痛、头晕，视力模糊或复视，甚至失明。

耳部外伤

耳郭暴露于头颅两侧，易遭外伤。常见的耳郭外伤有挫伤、切伤、咬伤、撕裂伤、冻伤和烧伤。使用利器（火柴杆、发夹和毛线针等）挖耳勺和外耳道压力急剧变化（炮震、高位跳水、打耳光等），以及车祸、坠跌、打击颞枕部等均有可能引起耳部外伤。

耳郭外伤

挫伤有皮下瘀血、血肿；撕裂伤有皮肤撕裂，软骨破碎，部分或完全切断。早期出现伤口出血，局部疼痛。合并感染后出现急性化脓性软骨膜。

外耳道外伤

皮肤肿胀、撕裂、出血，软骨或骨部骨折可致外耳道狭窄。

中耳外伤

流血、耳聋、耳鸣、耳痛，偶有眩晕。鼓膜呈不规则穿孔，穿孔边缘有血迹，有时可见听小骨损伤脱位。

内耳外伤

轻者出现感音耳聋、耳鸣、眩晕、呕吐、眼震及平衡障碍。严重者耳内出血，鼓膜呈蓝色，流出淡红色血液，或清亮液体，有时合并面瘫。

口腔外伤

口腔在外力的作用下极易导致口腔软、硬组织的损伤，又由于在这个部位血管丰富、神经密集，所以受伤后不但疼痛明显，而且容易发生继发性感染。猛烈的外力或突然咬到硬物，还有可能导致牙齿断折或脱落，称为"牙折"。

口腔出血

创伤程度较重时很容易发生复合伤，并可影响到颅脑而发生颅底骨折或颅脑损伤，且由于在正常情况下口腔、鼻腔等就存有大量细菌，所以也容易并发感染。严重时伤者有可能发生休克。

牙折

牙齿因外力作用而发生不同程度的折断缺损，多见于儿童，以上前门牙最为常见。多发生在运动时相撞或突然跌倒，上、下牙由于外力直接打击或槽牙突然咬到沙、石等硬物而导致，按损伤与牙髓的关系可分为露髓和未露髓两大类。

 胸部外伤

胸部外伤有可能引起严重的内脏损害，肺脏一般会首当其冲。胸部受伤后，患者常出现呼吸困难、休克、气胸等并发症状，需要根据具体情况进行及时处理。处理胸部外伤的关键是密封伤口，防止空气进入胸腔。

钝性伤
↓

由减速性、挤压性、撞击性或冲击性暴力所致，多有肋骨或胸骨骨折，常合并其他部位损伤，容易误诊或漏诊；心肺组织广泛钝挫伤后继发的组织水肿常导致急性呼吸窘迫综合征、心力衰竭和心律失常，钝性伤患者多数无须开胸。

穿透伤
↓

由火器、刃器或锐器致伤，损伤范围直接与伤道有关，早期诊断较容易；器官组织裂伤所致的进行性血胸是患者死亡的主要原因，相当部分穿透性胸部损伤患者需进行开胸手术治疗。

腹部外伤

多数腹部损伤伴有严重的内脏损伤，如果伴有腹腔实质脏器或大血管损伤，可因大出血而导致死亡；腹腔脏器受损伤破裂时，可因发生严重的腹腔感染而威胁生命。早期正确的诊断和及时合理的处理，是降低腹部外伤死亡率的关键。

物理性损伤 ➡️ 撞击、压砸、锐器刺伤、吞食金属类异物、高处坠落、剧烈爆炸引起的气浪、水浪的冲击、化学性损伤（如腐蚀性的强酸、强碱或毒物等的损伤）。

腹痛 ➡️ 伤者腹部有压痛、反跳痛，疼痛较重且呈持续性、进行性加重的趋势，伴有恶心、呕吐等消化道症状。

休克 ➡️ 早期是由于疼痛和失血造成，晚期是感染导致的中毒性休克。

感染 ➡️ 伤者可出现高热、寒战、血中白细胞升高等感染性症状。

注意

1. 如果伤情较重，应第一时间寻求专业医护人员的帮助。

2. 对神志不清的患者，应密切关注其呼吸和脉搏，如发生呼吸骤停，应本着"先救命，后治伤"的原则，立即实施心肺复苏术。

3. 无论伤情是否严重，现场处理后都应及时送入医院，检查是否有其他并发症，以及是否需要进一步治疗。

急救时需要正确安置患者

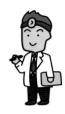

意外发生时，患者家属往往会心情紧张，胡乱大声叫喊患者名字或猛烈摇晃患者，其实宁可原地救治，亦别随意搬动病人，特别是骨折、脑出血、颅脑外伤或是心血管疾病的病患更是切勿随意搬动。那么，我们应该如何安置他们呢，下面请看。

1.对意识清醒的病人，应询问其最舒适的卧姿，使其静卧。

2.患者脸色发青时，采取平卧位，将其头部放低，足部垫高。

3.患者脸色通红时，采取平卧位，垫高患者的肩部和头部，放低患者的足部。

4.气喘或心脏不好的老年患者，应采取舒适的，或坐或立的姿势。

5.患者腹痛时，应采取放松腹部肌肉的姿势。

6.患者的腹部受到撞击，露出肠子时，要注意保护露出的部位，并用三角巾固定，其膝盖也要用绳子绑住。

7.患者的手脚出血时，要抬高患部，使其高于心脏。

8.患者失去意识、呼吸停止或心脏骤停时，要立即对其进行人工呼吸或心脏按压。

9.将患者安置好后，应根据患者的情况采取恰当的方式进行救治。

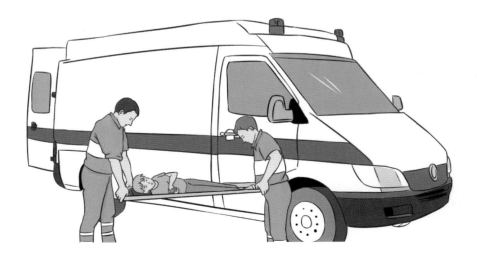

搬运伤者需要小心、小心、再小心！

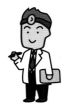

伤者经过现场止血、包扎、固定等抢救后，还需安全、迅速、合理地送往医院进行后续救治。如果搬运方法不当，很有可能前功尽弃，造成进一步的伤害，甚至危及生命。因此，掌握正确的搬运技术是外伤急救的重要部分。

 单人搬运

扶行法　抢救者站在伤者身体一侧，将其靠近自己一侧的上肢绕过自己的颈部，用手握住伤者的手；另一只手绕到伤者背后，扶住其腰部或腋下，搀扶其行走。此法仅适用于伤势不重、下肢无骨折、意识清醒能步行的伤者。

抢救者背向伤者蹲下，让伤者趴在自己背上，然后双手固定住伤者的大腿或握住伤者的手，缓缓起立。此法适用于清醒且可站立，但不能行走、体重较轻的伤者。　**背负法**

肩扛法　抢救者面对站立的伤者，一只手固定伤者的同侧手，另一只手侧上肢插入伤者两腿之间，然后把伤者扛起来，使其伏在抢救者肩上，注意用手固定好伤者的下肢。此法适用于可以勉强站立，但不能行走、体重较轻的伤者。

抢救者将一侧手臂放在伤者背后，用手扶住伤者腋下，使伤者的一只手搭在自己肩上；另一只手放在伤者大腿下面，然后将伤者抱起。此法严禁用于脊柱、下肢骨折者。　**抱持法**

拖行法
抢救者双手分别放在伤者双侧腋下或两踝，将伤者拖走；也可将伤者放置于被褥、毯子上，抢救者拉着被褥、毯子的两角将伤者拖走。此法适用于体重较重的伤者，或力气较小的急救者。

将伤者摆成仰卧位，再用绷带或布条将其双手固定在一起。抢救者骑跨在伤者身体两侧，将伤者固定好的两手套在抢救者颈部，然后抢救者双手支撑地面爬行。此法适用于需要低姿势安全脱离现场的伤者，如急性一氧化碳中毒者。
爬行法

 双人搬运

双人扶行法

抢救者分别站在伤者两侧，将伤者的两臂绕过抢救者的颈部，用一只手握住伤者的两手；另一只手绕到伤者背后，扶住其对侧的腰部或腋下，搀扶其行走。

双手坐

两名抢救者面对面站在伤者两侧，分别将一侧的手伸到伤者背后，并抓紧伤者的腰带，让伤者的两臂绕过两名抢救者的颈部；两名抢救者再将各自的另一侧的手伸到伤者的大腿下面，并握住对方的手腕。两名抢救者同时站起，先迈外侧腿，保持步调一致。此法适用于意识清楚的体弱者。

双人抬椅

让伤者坐在一张轻而结实的椅子上，两名抢救者一前一后站立在伤者前后，分别抬起椅背下方和椅子前腿上方，一前一后步调一致地行走。此法适用于昏迷、无法配合的伤者。

四手坐

两名抢救者各自用右手握住自己的左手腕，再用左手握住对方的右手腕。让伤者坐在抢救者相互紧握的手上，同时两臂分别绕过两名抢救者的颈部或扶住肩部。两名抢救者同时起立，先迈外侧腿，保持步调一致。此法适用于意识清楚的体弱者。

前后扶持法

两名抢救者一人在伤者背后，两臂从伤者腋下通过，环抱胸部，将伤者的两臂交叉在胸前，握住伤者的手腕；另一人背对伤者，站在伤者两腿之间，抬起伤者的两腿。两名抢救者一前一后步调一致地行走。此法适用于意识不清者，严禁用于脊柱、下肢骨折者。

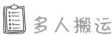 多人搬运

四人水平抬

四名抢救者每侧两人，面对面站立，相对的人将手在伤者身下互握并扣紧，其中一侧两人托住伤者的颈部和胸背部，另一侧两人托住伤者的腰臀部和膝部，四人一起将伤者抬起。

平抬上担架

此法适用于将疑似脊椎（除颈椎外）损伤者搬抬到担架上。一人托住伤者的头部，一人托住胸背部，一人托住腰臀部，一人托住并拢的下肢，四人一起合力抬起，并放置在担架上。

 注意

1. 搬运体重过重者和昏迷者时，要防止搬运途中发生坠落、摔伤等意外。

2. 搬运时一定要保持伤者呼吸道的畅通，避免伤者的颈部过度弯曲，尤其是意识模糊的伤者。

3. 在搬运过程中要随时观察伤者的病情变化，一旦在途中发生紧急情况，如窒息、呼吸停止、抽搐等，应立即停止搬运，并进行急救处理。

严重外伤不能随便处理

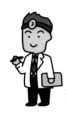

外伤造成的伤口很容易被污染，不仅会引起局部感染化脓，而且可以引起全身性感染。因此，必须及时包扎好伤口。包扎好伤口不仅可以保护伤口、避免感染，而且还可以固定敷料或药品、伤骨，并起到加压止血的作用。

📋 处理伤口前的准备

发生外伤事故后，应迅速使病人伤口暴露，检查伤口情况。可以根据受伤的部位，解开纽扣、裤带、胸罩，或卷起袖口、裤管。如果情况危急，可将伤处的衣服剪开或撕开。如果病人没有大出血，可以先用浓度为75%的酒精棉球从伤口边缘一圈一圈地向外擦，擦去伤口周围的污物，再用温开水、生理盐水或过氧化氢清洗，然后再用浓度为75%的酒精棉球消毒，之后就可开始包扎。

📋 包扎方法

头部包扎

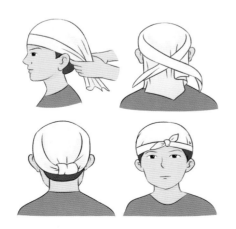

1.三角巾帽式包扎：此法适用于头顶部外伤。先在伤口上覆盖无菌纱布（所有的伤口包扎前均先覆盖无菌纱布，以下不再重复），把三角巾底边的正中放在病人眉间上部，顶角经头顶拉到枕部，将底边经耳上向后拉紧压住顶角，然后抓住两个底角在枕部交叉返回到额部中央打结。

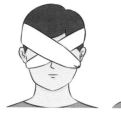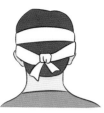

2.双眼三角巾包扎：适用于双眼外伤。将三角巾折叠成三指宽带状，中段放在头后枕骨上，两旁分别从耳上拉向眼前，在双眼之间交叉，再持两端分别从耳下拉向头后枕下部打结固定。

3.三角巾面具式包扎：适用于面部外伤。把三角巾一折为二，顶角打结放在头正中，两手拉住底角罩住面部，然后双手持两底角拉向枕后交叉，最后在额前打结固定。可以在眼、鼻处提起三角巾，用剪刀剪洞开窗。

4.头部三角巾十字包扎：适用于下颌、耳部、前额、颞部小范围伤口。将三角巾折叠成三指宽带状放于下颌敷料处，两手持带巾两底角分别经耳部向上提，长的一端绕头顶与短的一端在颞部交叉成十字，两端水平环绕头部经额、颞、耳上、枕部，与另一端打结固定。

颈部包扎

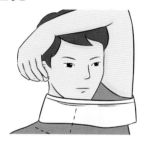

1.三角巾包扎：嘱病人健侧手臂上举抱住头部，将三角巾折叠成带状，中段压紧覆盖的纱布，两端在健侧手臂根部打结固定。

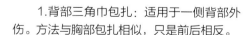

2.绷带包扎：方法基本与三角巾包扎相同，只是改用绷带，环绕数周再打结。

胸、背、肩、腋下部包扎

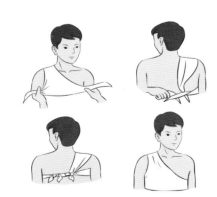

1.背部三角巾包扎：适用于一侧背部外伤。方法与胸部包扎相似，只是前后相反。

2.胸部三角巾包扎：适用于一侧胸部外伤。将三角巾的顶角放于伤侧的肩上，使三角巾的底边正中位于伤部下侧，将底边两端绕下胸部至背后打结，然后将巾顶角的系带穿过三角底边与其固定打结。

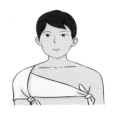
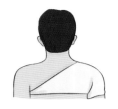

3.肩部三角巾包扎：适用于一侧肩部外伤。将燕尾三角巾的夹角对着伤侧颈部，巾体紧压伤口的敷料上，燕尾底部包绕上臂根部打结，然后两个燕尾角分别经胸、背拉到对侧腋下打结固定。

4.腋下三角巾包扎：适用于一侧腋下外伤。将带状三角巾中段紧压腋下伤口敷料上，再将巾的两端向上提起，于同侧肩部交叉，最后分别经胸、背斜向对侧腋下打结固定。

腹部包扎

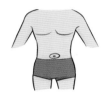
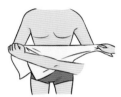

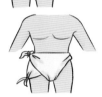

腹部三角巾包扎：适用于腹部外伤。双手持三角巾两底角，将三角巾底边拉直放于胸腹部交界处，顶角置于会阴部，然后两底角绕至病人腰部打结，最后顶角系带穿过会阴与底边打结固定。

四肢包扎

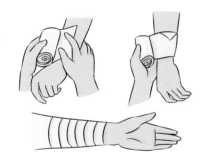

1.上肢、下肢绷带螺旋形包扎：适用于上肢、下肢除关节部位以外的外伤。先在伤口敷料上用绷带环绕两圈，然后从肢体远端绕向近端，每缠一圈盖住前圈的1/3～1/2成螺旋状，最后剪掉多余的绷带，用胶布固定。

2.膝关节绷带包扎：适用于肘、膝关节及附近部位的外伤。先用绷带的一端在伤口的敷料上环绕两圈，然后斜向经过关节，绕肢体半圈再斜向经过关节，绕向原开始点相对应处，先绕半圈回到原处。这样反复缠绕，每缠绕一圈覆盖前圈的1/3～1/2，直到完全覆盖伤口。

伤口清洁消毒的技巧

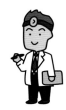

遭遇意外时，总免不了出现皮肤擦伤。划伤等外伤。在处理伤口时，首先应注意清洁消毒，对伤口进行处理，方便救护人员后期对伤口进行缝合等处理。

清洁伤口

1.如周围皮肤太脏或杂有泥土等，应先用清水洗净。

2.用浓度为75%的酒精对创面周围的皮肤进行消毒。消毒创面周围的皮肤要由内往外，即由伤口边缘开始逐渐向周围扩大消毒区，这样越靠近伤口处越清洁。

3.如用碘酒消毒伤口周围皮肤，必须再用酒精擦去，这种"脱碘"方法，是为了避免碘酒灼伤皮肤。应注意，这些消毒剂刺激性较强，不可直接涂抹在伤口上。伤口要用棉球蘸生理盐水（即1000毫升冷开水加食盐9克）轻轻擦洗。

取出异物

在清洁、消毒伤口时，如有大而易取的异物，可酌情取出；深而小又不易取出的异物切勿勉强取出，以免把细菌带入伤口或增加出血。如果有刺入体腔或血管附近的异物，切不可轻率地拔出，以免损伤血管或内脏，引起危险，现场不必处理，应迅速到医院医治。

处理伤口

伤口清洁后，可根据情况做不同处理。如系黏膜处小的伤口，可涂上云南白药粉，也可撒上消炎粉，但是大面积创面不要涂撒上述药物。但要切记，有出血必须先止血，其他的处理可以让救护人员到来才进行。

动脉破裂记住用力压

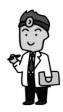

创伤几乎都会引起出血，但人体若一次失血超过15％就会导致休克，超过30％则会有生命危险。止血法是有创伤出现时救命的重要手段；但如果运用不当，可能出现严重的并发症，如肢体缺血坏死、急性肾功能衰竭等。因此，在急救时正确选用止血法非常重要。

一眼识别出血类型

类型	危险级别	颜色	状态
动脉出血	高	鲜红	血液从伤口呈搏动性喷射而出
静脉出血	中或高	暗红	血液从伤口持续向外涌出
毛细血管出血	低或无	鲜红	血液从创面呈点状或片状渗出

不同出血部位不同的处理方法

类型	危险级别	颜色	状态
外出血	高	可从体表见到流出的血液，极易识别	现场急救，同时拨打"120"急救电话
内出血	低	体表见不到流出的血液，或从气道、消化道、尿道排出血液。完全看不到任何流血时，也有可能情况危急	及时送往医院，或拨打"120"急救电话
皮下出血	高	一般见于外界暴力作用于身体，体表见不到血液，但可看到皮肤"青紫"，或可见到皮肤显著隆起，称为"血肿"	轻者可自行处理，严重者及时就医

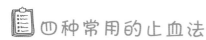

指压动脉止血法

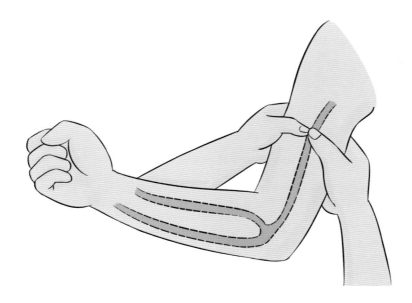

1.面部出血：救护者用一只手固定伤者头部，另一只手的拇指压在下颌角前上方约1.5厘米处（咀嚼肌下缘与下颌骨交接处）的面动脉搏动点，向下颌骨方向垂直压迫，其余四指托住下颌部。

2.头顶部出血：救护者用一只手的拇指垂直压迫伤者耳屏（俗称"小耳朵"处）上方1~2厘米处的颞浅动脉搏动点。

3.枕后出血：救护者用一只手的大拇指压迫伤者耳后乳突下稍外侧的枕动脉搏动点。

4.肩部、腋窝或上肢出血：救护者用一只手的大拇指在伤者锁骨上窝处向下垂直压迫锁骨下动脉搏动点，其余四指固定住伤者肩部。

5.前臂大出血：救护者一只手固定住伤者手腕处，另一只手向伤者肱骨方向垂直压迫腋下肱二头肌内侧肱动脉搏动点。

6.手部大出血：救护者将双手拇指分别垂直压迫伤者腕横纹上方两侧的尺桡动脉搏动点。

7.手指出血：救护者用一手的拇指、食指压迫伤者指根两侧的指动脉搏动点。

8.下肢大出血：救护者用双手拇指或掌根重叠放在伤者腹股沟韧带中点稍下方，即大腿根部股动脉搏动处，用力垂直向下压迫。

9.小腿出血：救护者用拇指在伤者腘窝横纹中点动脉搏动点处垂直向下压迫。

10.足部出血：救护者用一只手的拇指垂直压迫伤者足背中间近足踝处（足背动脉），同时另一只手的拇指垂直压迫伤者足跟内侧与脚踝之间处（胫后动脉）。

注意

1.指压动脉止血法是一种临时的急救方法，因为动脉出血往往情况异常紧急，但该方法不宜长时间使用。因为动脉被压闭后，会导致供血中断，有可能出现肢体损伤甚至坏死的情况。

2.压迫的力度以能止血为度，某些力气大的抢救者压迫时不要太过用力，以免造成神经损伤。

3.控制住出血后，要立即根据具体情况换用其他的有效止血法，如加压包扎止血法、止血带止血法等。

填塞止血法

填塞止血法多用于伤口较深或伴有动脉、静脉严重出血者，或用于不能采取指压止血法、止血带止血法的出血部位，是指用无菌或洁净的布类、棉垫、纱布等堵塞住伤口的方法。

填塞止血法多用于腹股沟、腋窝、鼻腔、宫腔出血，以及非贯通伤、贯通伤组织缺损等。使用填塞止血法止血后，还要用绷带或者三角巾等进行加压包扎，松紧度以刚好达到止血的目的为宜。

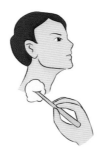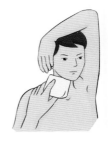

加压包扎止血法

加压包扎止血法适用于静脉出血、毛细血管出血，动脉出血紧急止血后也可使用该方法，其具体做法是在伤口覆盖无菌敷料后，再用厚纱布、棉垫置于无菌敷料上面，然后再用绷带、三角巾等适当增加压力包扎，直到停止出血。

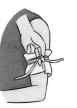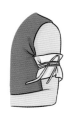

包扎完毕数分钟之后，要及时检查肢体情况，如果伤侧远端出现青紫、肿胀，说明包扎过紧，应重新调整松紧度，以免造成肢体坏死、神经损伤等不良后果。

止血带止血法

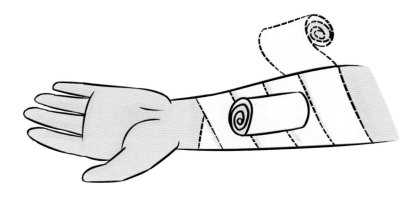

1.结扎止血带的部位在伤口的近心端，上肢结扎在上臂的上1/3 段，下肢结扎在大腿中段至大腿根部之间的部位。

2.止血带松紧要适度，以远程动脉搏动消失、停止出血为度。过紧可造成局部组织损伤；过松则仅使静脉受阻，而动脉血流未被阻断，有效循环血量减少，有可能导致休克甚至危及生命。

3.结扎后，需要每隔40~50分钟松解止血带一次，以恢复远程肢体的供血（此时若继续出血，可使用指压动脉止血法）。松解时间为5~10分钟，此后在比原结扎位置稍低的位置重新结扎止血带。结扎止血带的总时间不宜超过2~3小时。

4.止血带的材质为布或橡皮管，禁止把无弹性的绳子、电线等当作止血带使用。

5.解除止血带，在补充血容量与采取其他有效的止血方法之后方可进行。如组织易发生明显、广泛的坏死，在截肢前不宜松解止血带。

分清骨折和肌肉损伤

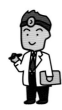

在运动中难免会出现运动系统的急性或慢性损伤，其中以骨、关节、软组织最易出现创伤，一旦发生就应迅速正确地急救与处理。因为骨具备一定的自我修复能力，如果不及时救治相关创伤，就有可能导致骨骼、关节畸形。

 骨折

头部骨折

头部骨折包括颅骨骨折和面部骨折，是指头部骨骼中的一块或多块发生部分或完全断裂所致的疾病。头部骨折多发生于车祸、地震、塌方、摔伤等作用于头部的意外伤害中，多由于钝性冲击引起，严重者可造成颅骨内的组织结构损伤，影响预后。

1.颅骨骨折：主要表现为头部创伤或瘀伤，轻者出现头皮肿胀、裂伤，但神志清楚。重者颅内血肿，脑挫裂伤，伤者出现头痛、脸色苍白、出汗、呕吐等症状，视觉、听觉、嗅觉受损，反应程度逐渐变差，双眼瞳孔大小不一或对光反应异常。

2.面部骨折：伤者面部可能会变形，口鼻流血，脸上出现肿胀及瘀伤，还可能引起气道受肿胀、流血及撕脱的黏膜阻塞，发生呼吸困难或呼吸骤停。

上肢骨折

上肢骨折是指肩部、锁骨、上臂、肘部、尺桡骨、前臂、腕部、手部等地方的骨头发生部分或完全断裂的疾病，是最常发生的骨折之一。上肢骨折需要得到及时、正确的处理，以便日后维持手部动作的灵活性和协调性，恢复日常生活活动能力与工作能力。

1.疼痛和压痛：伤处剧烈疼痛，活动时疼痛加重，有明显的压痛感。

2.肿胀：由于出血和骨折端的错位、重叠，会有外表局部肿胀的现象。

3.畸形：骨折时伤肢会发生畸形，呈现缩短、弯曲或转向。

4.功能障碍：骨折后原有的运动功能受到影响或完全丧失，活动幅度受到限制。

肋骨骨折

直接或间接暴力均可能引起肋骨骨折。直接暴力骨折多发生在肋骨直接受击打的部位，尖锐的骨折端向内移位；间接暴力骨折发生在暴力作用点以外的部位，多见于肋骨角或肋骨体部，骨折端向外移位。

1.受伤处疼痛，深呼吸、咳嗽或变动体位的时候压痛感重。

2.骨折处有压痛及挤压痛，可能有明显的伤口，也可能听到空气吸进胸腔的声音。

3.伤者有可能咳出鲜红色和有泡沫的血，更有可能内出血，甚至休克。

脊柱骨折

脊柱由多块脊椎骨组成，脊柱骨折的常见损伤有颈椎、胸椎、腰椎的骨折。脊柱骨折最大的危险是伤及脊髓神经，一旦脊髓受伤，很有可能引起身体瘫痪，造成永久的损伤。脊柱骨折发生后，如没有进行正确的固定则不要随意搬动伤者。

1.多数由间接外力引起，如由高处跌落时臀部或足着地、冲击性外力向上传至胸腰段等；少数由直接外力引起，如房子倒塌压伤、汽车压撞伤或火器伤等。

2.脊柱骨折发生时会有剧烈的痛楚，肢体出现异常，如灼热、麻痹或失去感觉，运动功能丧失，大小便失禁，呼吸困难，甚至发生休克。

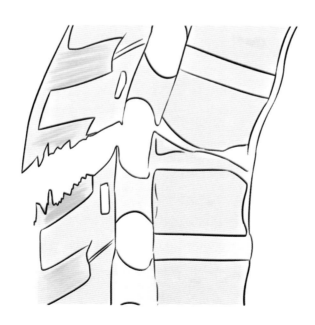

骨盆骨折

骨盆保护着很多重要的器官，如果骨盆骨折，很有可能伤及内脏，如膀胱、尿道等，严重时可能会导致内出血，甚至休克。骨盆骨折多由车祸、撞击、摩托车事故、高处坠落、严重挤压等引起，救治不当会有很高的死亡率。

1.骨盆骨折时，伤者可能无法走动和站立，可能造成膀胱、直肠、尿道受损，引起出血，产生受伤部位疼痛、肿胀，有腹痛、腹胀、下腹疼痛加剧、排尿困难等症状。

2.可能有内出血，甚至休克。

下肢骨折

下肢包括大腿、膝部、小腿、踝及脚部。下肢骨折，很有可能造成行动不便，严重者可能引起永久性损伤。下肢骨折也是最常发生的骨折之一，常见于运动损伤、车祸、高空坠落、压砸、打击、冲撞、滑倒等意外，正确的处理有助于后期的恢复。

1.下肢骨折一般会感到疼痛，出现瘀伤、肿胀，脱位会引起外侧隆起，严重者可能露出断骨。

2.小腿骨折可能出现腿部畸形，骨折线常为斜型或螺旋形，胫骨与腓骨多不在同一平面骨折，此外软组织损伤常较严重。

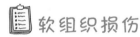 软组织损伤

肌肉拉伤

肌肉拉伤，是肌肉在运动中急剧收缩或过度牵拉引起的损伤，在长跑、引体向上和仰卧起坐练习时容易发生，是最常见的运动损伤之一。肌肉拉伤轻者仅少许肌肉纤维扯破或肌膜分裂，重者可能导致肌肉被撕裂，甚至断裂。

1.受伤局部疼痛、压痛，活动时加剧。

2.肌肉可能出现肿胀及剧烈痉挛，有瘀伤出现，引起功能障碍。

3.发生肌肉断裂时，有肌肉的部位可能出现不规则的隆起或凹陷。

韧带拉伤

韧带是连接骨与骨的纤维样的致密结缔组织，它附着于骨骼的可活动部分，可限制其活动范围以免损伤。韧带可弯曲，但不能超过一定的生理范围。韧带组织不易再生恢复，一旦发生损伤，早期处理非常重要，处理不当易转成慢性疾病或致功能障碍。

最容易发生关节韧带拉伤的部位在膝关节、手指关节和踝关节。关节部位疼痛，活动时剧烈，活动困难，关节肿胀，可有瘀伤，关节有可能脱位。

踝关节扭伤

踝关节扭伤在日常生活中极为常见，这是由于踝关节构造复杂、肌肉薄弱、负重大，同时人们在行走、奔跑、跳跃、运动、劳动等活动中都需要频繁使用踝关节，如果喜爱穿高跟鞋或厚底鞋，发生踝关节扭伤的概率就更大。

1.踝关节扭伤极易判断，包括足内翻所致和足外翻所致两种。前者较为多见，主要造成踝关节外侧副韧带不同程度的损伤；后者较少发生，主要导致踝关节内侧副韧带损伤。

2.受伤部位局部可出现不同程度的疼痛、压痛明显，关节活动不灵活，肿胀、皮肤青紫，严重者可出现骨折、畸形等。

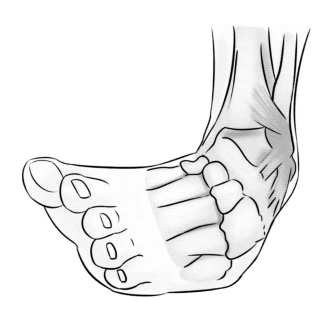

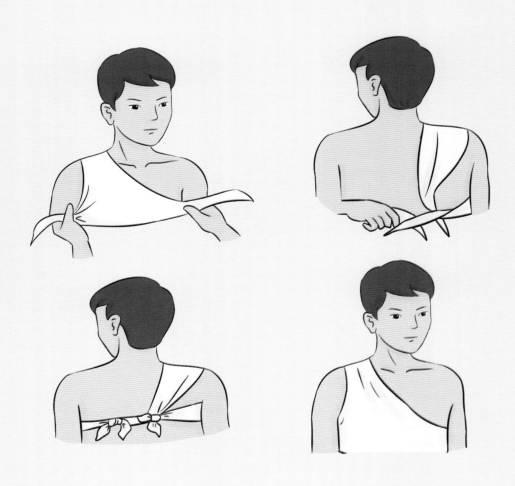

Part 9

遭遇户外伤害
你就是急诊医生

　　日常生活中，我们的家人或周围的人都有可能发生突发疾病，如昏厥、中风、心肌梗死、意外中毒等。这些疾病发作突然，病情发展速度快，引起心脏骤停的情况较多，而此时抢救的黄金时间仅为5分钟，10分钟后患者就很可能出现生物学死亡，难以生还。由此可见，时间就是生命！在医护人员到来之前，病人本人和身边的人便是挡住死神的一道门槛。

常见外伤的处理要点

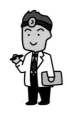

生活中稍有不慎就会发生意外，出现擦伤、碰伤、摔伤等外伤。不管是什么性质的外伤，也不管是什么部位的外伤，若能得到及时、正确、有效的救护，可以减少出血，防止病情恶化，减少伤员痛苦以及预防并发症。

 切割伤及擦伤

成因

切割伤及擦伤是最常见的外伤之一。切割伤是受到玻璃碎片、刀刃等锐器的划割而发生皮肤、皮下组织或深层组织破损裂伤，伤情可轻可重。擦伤是由略粗糙的钝器形成机械力摩擦，造成以表皮剥脱、翻卷为主要表现的损伤，损伤一般较轻微。

表现

1.切割伤的受损部位可能包括皮肤、皮下组织或深层组织，伤口特点是比较整齐，面积小，但出血较多。严重的可切断肌肉、神经等，甚至使肢体断离。

2.擦伤主要是表皮破损，真皮并未受损，伤处可有出血、擦痕、液体渗出及表皮脱落，属开放性伤口。

1.千万不要用棉花或有毛絮、易掉毛的布料覆盖伤口，因为毛絮会黏在伤口上，延缓伤口愈合。

2.如果是伤口很深的切割伤，应尽快就医，有可能需要缝针或注射破伤风疫苗。

紧急处理方法

1 让伤者坐下或躺下，用一块棉垫蘸上肥皂水，轻轻擦洗受伤部位。

2 试着擦掉伤口上的污物和细砂粒。

3 如有出血，可用一块干净的敷料压住伤口，进行按压止血。

4 用创可贴贴在伤处，创可贴的敷料要足够大，能覆盖伤口及其周围部位。

 挤压伤

成因

挤压伤是身体的四肢或其他部位受到压迫，造成受累身体部位的肌肉肿胀或神经损伤的一种常见外伤，如手、脚被钝性物体如砖头、石块、门窗、机器或车辆等暴力挤压；也可见于爆炸冲击所致的挤压伤；更严重的是土方、石块导致的挤压伤。

表现

1.受伤部位表面无明显伤口，可有瘀血、水肿、发绀，如四肢受伤，伤处肿胀可逐渐加重；尿少，心慌、恶心，可出现神志不清。

2.挤压伤若伤及内脏可引起胃部出血、肝脾破裂出血，这时可出现呕血、咯血，甚至休克。

3.土方、石块长时间挤压导致的"压埋伤"，在挤压解除后可出现以肢体肿胀、肌红蛋白尿、高血钾为特点的急性肾功能衰竭。如不及时处理，后果常较为严重，甚至导致伤患者死亡。

紧急处理方法

1 如果事故刚发生，需尽快搬开挤压身体的重物。如果被压时间超过10分钟，则不要轻易搬开重物，以免增加发生休克和内脏出血的危险，此时一边安慰伤者，一边及时拨打"120"急救电话。

2 手和足趾的挤伤，指（趾）甲下会因血肿呈黑色，可立即用冷水、冰袋进行冷敷，以减少出血、减轻疼痛。

3 如果有出血，可用手或干净的棉垫用力压住伤口，进行压迫止血，待血止住后再进行包扎。

4 如果怀疑发生了骨折，可用夹板进行固定后及时送医，或拨打"120"急救电话，等待救援人员到来。

注意

1. 在搬运伤者的过程中，应尽量减少肢体活动，必要时可用夹板固定，并让肢体暴露在流通的空气中，切忌按摩和热敷。

2. "挤压综合征"是肢体埋压后逐渐形成的，因此要密切观察，及时送医院，不要因为受伤时无伤口就忽视其严重性。

3. 如怀疑有内脏损伤，应密切观察有无休克先兆，并呼叫救护车急救。

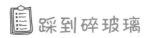 **踩到碎玻璃**

成因

玻璃是生活中常用的物品，玻璃酒瓶、玻璃容器、玻璃装饰品等如果不小心打碎在地上，很难清理干净，往往形成隐患。比如夏季的傍晚，小孩子赤脚在小区的草地上跑来跑去，如果草坪里刚好有个打碎的玻璃酒瓶，意外就会发生。

表现

1. 如果踩到大玻璃碴儿，伤者有严重的痛感，严重者有明显的伤口，甚至流血。

2. 如果踩到细小的玻璃碴儿，肉眼很难发现，但触摸患处会形成刺痛感。有些伤者自己认为没事，触摸也无刺痛感，可以正常行走，但走路时会偶尔出现刺痛感。

3. 若碎玻璃嵌入得太深，自己无法轻易取出，则应做完简单的清洗处理后立即将患者送入医院救治。

4. 碎玻璃上有可能带有未知病菌，最好咨询医生是否需要打破伤风疫苗。

1 用流动的清水清洗伤口。

2 取一把尖头的镊子，用燃着的酒精灯对着镊子头部进行高温消毒。

3 若能看到玻璃碎片凸在外面，可用消过毒的镊子小心取出。若玻璃片刺入的程度较深，可用一根消过毒的针稍微拨开皮肤，再用镊子取出碎片。

4 取出碎玻璃后，从两侧挤压伤口，让伤口出血，排出污物，并再次用清水清洗伤口，最后用消毒纱布包扎。

破伤风

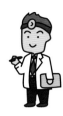

破伤风是一种世界范围内常见的急性致命病菌，多发于那些卫生状况较差的发展中国家。它是由破伤风杆菌引起的，该细菌可以产生一种侵袭中枢神经系统的毒素。

症状表现

1. 一般是在伤口被感染后约10天（也可能是3~21天）左右出现症状，潜伏期较短，同被重度污染的伤口有关。

2. 破伤风会引起肌肉僵直和肌肉痉挛性疼痛，经常始发于头部和颈部的肌肉，尤其是颌部；这种颌无力张开的疾病通称为"牙关紧闭症"。

3. 肌肉痉挛通常是局部的，只停留在身体的某一个地方，但一般都会进一步发展而影响全身。

4. 膈肌和肋间肌是主要的呼吸肌，它们受影响而痉挛会干扰正常的呼吸，因此这种患者需额外的人工呼吸。

5. 面部肌肉痉挛时会引起面部形成特征性的表现，眉毛上挑，好像一种凝固了的"微笑"。

6. 背部和腹部的肌肉会变得很僵硬，使身体摆出一种扭曲的不舒服的姿势。

致病原因

1. 在任何环境的土壤中几乎都可以找到破伤风细菌，尤其是在那些用马或其他哺乳类动物的粪便做肥料的地方。在土壤中，破伤风细菌处于静止期，它形成一种生命力极强而耐热的孢子，孢子经常同一些土壤颗粒或尘埃一起通过伤口进入人体，这些物质又掩护孢子使其不受机体防御系统的攻击。

2.在机体内孢子开始发育并生长为细菌，开始释放毒素，毒素又被释放到肌肉组织中，进而扩散至神经系统。在这里它可以刺激各种肌肉引起肌肉痉挛，如果呼吸肌受到影响，那就有生命危险。

诊断与治疗

1.一个医生根据患者的临床症状做出的诊断要比实验室检查有效得多。一旦怀疑有破伤风症状，患者要立即注入破伤风免疫球蛋白（一种对于破伤风毒素的特效抗体），它可以在任何毒素到达靶位之前将其压制住。

2.清洁开放性伤口时，要除去所有坏死组织，以及出现的那些土壤颗粒或其他外来物质。

3.青霉素可以杀死任何残留的细菌，接下来可以将患者送入监护病区进行监护，直到患者的生命指征都已脱离危险范围。

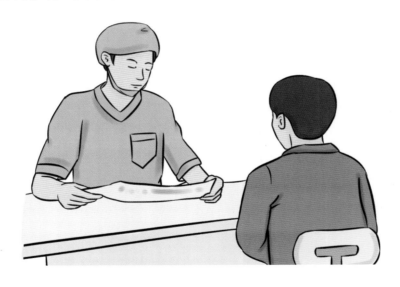

积极预防才是关键

与许多其他疾病不同，感染过破伤风的机体并不能获得终生免疫，所以即使已经患过此病的人也要进行破伤风免疫。破伤风免疫已被列为儿童常规免疫中的一项。如果能做到每隔10年进行一次辅助给药，就可以从根本上预防破伤风感染。

烧、烫伤

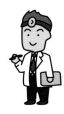
烧伤是指各种热源作用于人体后造成的特殊性损伤。一般习惯于把开水、热油等液体烧伤称为"烫伤"。烧、烫伤在家庭的发生率较高，多发于儿童身上，需要立即进行正确的处理，并及时到医院就诊。

快速辨别烧烫伤程度

I 度 ➡ 烧伤皮肤发红、疼痛，有明显触痛感、有渗水或水肿，轻压受伤部位时局部变白，但没有水疱。

II 度 ➡ 皮肤上出现水疱，水疱底部呈红色或白色，充满了清澈、黏稠的液体，触痛敏感，压迫时变白。

III 度 ➡ 由于皮肤的神经末梢被破坏，一般没有痛觉。烧伤后往往要经过几天，才能区分II度和III度烧伤。

紧急处理方法

1 使伤者脱离热源或危险环境，置于安全且通风处。

2 尽快用大量冷水冲洗或浸泡创面20分钟，以中和余热、降低温度、缓解疼痛。但不宜用冰敷，以免血管过度收缩而造成组织缺血。

3 在水中小心地剥除戒指、手表、皮带、鞋及没有黏住伤口的衣服（如有粘连，可用剪刀沿伤口周围剪开），以减轻后续伤害。

4 III度烧、烫伤者，应立即用清洁的被单或衣物简单包扎，避免污染和再次损伤，并迅速送往医院治疗。

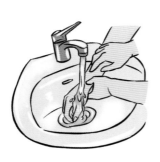 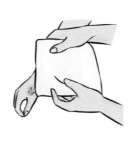 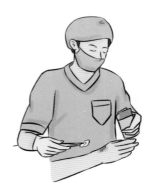

5 遇到严重烧、烫伤时，必须做到**"一冲、一盖、立刻走"**这三步。（一冲：凉水冲洗伤口；一盖：用干净的布盖住伤口；立刻走：尽快到医院接受专业处理）

1. 千万不要涂抹牙膏、酱油、黄酱、碱面、草木灰等，这些物质没有治疗效果，反而会造成感染，并给入院后的诊断治疗造成困难。

2. 不要将水疱挑破，以免发生感染。

3. 严重烧伤者可出现呼吸困难甚至窒息，对呼吸停止者需要施行人工呼吸。

溺 水

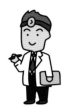
溺水是由于大量的水灌入肺内或遇冷水刺激引起喉痉挛，造成窒息或缺氧的紧急意外，若抢救不及时，4~6分钟内即可导致溺水者死亡。对于溺水的抢救必须争分夺秒，第一时间应给予现场急救而不是送往医院，时间就是生命！

观察伤情

1. 轻者：落水时间短，嘴唇及四肢末端出现青紫、面部浮肿、四肢发硬、呼吸浅表，出现窒息或缺氧现象。

2. 重者：落水时间长，1分钟内即出现低氧血症，面色青紫，口、鼻腔充满血性泡沫或泥沙，四肢冰冷，昏迷不醒，瞳孔散大，呼吸停止。

急救方法

1 有能力下水施救的救助者，下水前要尽可能将衣服和鞋子脱掉，从溺水者背部靠近，一只手抱住溺水者的脖颈，用另一只手划水。如果溺水者已经处于虚脱状态，救助人员可以靠向溺水者的头部，将其拖拽到岸边。

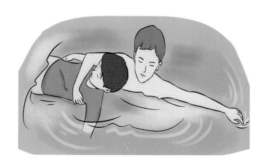

2 迅速将溺水者平放在地面上，头偏向一侧，撬开其口腔，清除口、鼻内的异物，松解衣领、纽扣、内衣、腰带、背带，保持呼吸道畅通，同时注意保暖。

3 对溺水者进行人工呼吸、胸外心脏按压，直至判断情况好转或死亡，在送往医院的过程中也不能停止。

4 如果是自己落水，切勿举手挣扎，应仰卧，使头向后，口鼻向上露出水面；呼吸时用口呼气，鼻子吸气，可以防止被水呛到。

癫痫发作

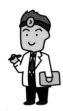

癫痫发作是指脑细胞反复异常放电，导致暂时性中枢神经系统功能紊乱而出现意识丧失、全身抽搐的症状。癫痫发作时的突然意识丧失可能造成意外伤害，持续30分钟以上的发作可危及生命。

判断病情

1.癫痫发作的病人可分为原发性癫痫和继发性癫痫。前者有癫痫发作史或家族史；后者可有颅内感染、颅内寄生虫、颅内肿瘤、脑血管病、脑外伤等病史。突然停用或减量使用抗癫痫药物也可能诱发癫痫大发作。

2.病人突然意识丧失，跌倒在地，全身强制性抽搐，头往后仰，上肢屈曲或伸直，握拳、拇指内收，下肢伸直，足内翻；面部青紫，口吐白沫，眼球固定，瞳孔散大，心率增快，血压升高；可出现尿失禁及舌咬伤；发作持续不断，间歇期也不能清醒过来。

3.少数病人在癫痫大发作之后可能出现精神失常。

急救方法

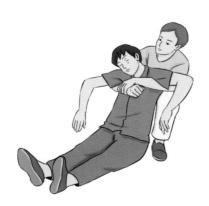

1 抢救者首先不要惊慌失措，应尽量抱住病人，慢慢放倒在地，将其头侧向一边，解开颈部的衣扣。

2 不要按住病人，病人抽搐的力量很大，强行按住有可能导致病人肌肉拉伤甚至骨折。

3 不要试图掰开病人的嘴，不要往牙齿之间塞入任何东西，因为窒息比舌咬伤后果更严重，而且舌咬伤的情况并不多见。

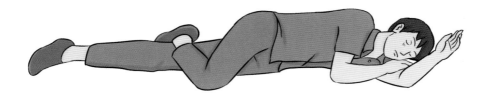

4 病人抽搐过后，将其摆放成"稳定侧卧位"，确保气道通畅。

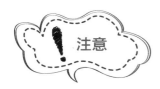

1. 在癫痫发作的强直期，可用一只手稍微用力托着病人的颈部，防止病人颈部过伸引起损伤。

2. 若病人抽搐不止，要立即拨打"120"急救电话。

3. 少数病人可能出现一些无意识的破坏、攻击行为，如自伤、伤人、毁物等，此时应对病人严格限制，确保安全。

地震

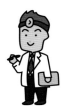

地震又称地动、地振动，是地球内力作用等引起的地层断裂和错动，使地壳发生升降变化。巨大的能量一经释放，被激发出来的地震波就四散传播开去，到地面时，引起强烈地震。地球上平均每年约发生500多万次地震，其中绝大多数是太小或太远而我们感觉不到；真正对人类造成严重危害的地震约有十几次；能造成特别严重灾害的地震约有一两次。

 看懂地震前的预兆

地光

地震的夜晚，人们往往会看到红光闪烁或成柱形、球形，或是一条光带，有时候还会伴有低沉的轰鸣声，这是因为地底深处的岩石中含有氦、氩、氖等可燃气体。地震来临时地下岩石变形产生许多裂缝，地下可燃物质流出，造成电磁异常，从而形成地光。

地声

在地震前由于地下岩石产生大量的裂缝和错动，会发出高频的地震波，有点类似于石头在相互摩擦的声音。

电磁异常

地层的断裂和错动，会引起电磁异常，故而会引起收音机失灵、电子设备工作异常、日光灯自明、闪烁等一系列电磁干扰的现象。

动物异常举动

由于地震前地下断层之间的摩擦每秒只有几次到十几次，远低于人类所能感觉到的低频声波，而动物在感触这种声波时便会惊恐，而会有反常的举动，如昆虫、老鼠大量出现，猫、狗狂叫不停，牛、马走动不安，鸡、鸭上蹿下跳等。

地震中的自救

1 首先要判断地震的远近，如果只是感觉到左右摇晃，一般地震发生地较远；如果有上下颠簸，就说明地震离你较近了，应马上采取相应措施。通常来说，一次地震的持续时间不超过1分钟，最初的10～15秒（平均12秒）是逃生时间。一般来说，12秒之内很难逃到安全地带，此时须克服恐惧，切勿贪恋任何财物。

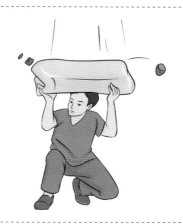

2 如身处平房或楼房低层，应立刻随手找一样坚固的东西顶在头上，保护头部不受掉落物砸伤，并快速撤离到房子外面去。

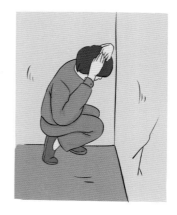

3 如处于较高层住宅，不要急着逃离到室外，而应抓紧求生时间寻找合适的避震场所，应选择易于形成三角空间、开间小、有支撑的地方（如墙角、家具旁），蹲下或坐下，尽量蜷曲身体，降低重心；抓住桌腿等牢固的物体；重点保护头颈、眼睛、口鼻。千万不要躲在阳台、外墙，更不能靠近楼梯、电梯，这些地方最危险；更不要选择跳楼。

4 如果地震发生时在厨房、过道或贮藏室，应快速关闭电源和煤气阀门，然后躲在墙角。

5 在商场购物或者在展览馆、博物馆时发生地震，应选择结实的柜台、展台、座椅下或柱子边以及内墙角等处就地蹲下，用手或其他东西保护头部；避开玻璃门窗，避开高大不稳的货架、展架和吊灯、电扇等悬挂物，也可以在通道中蹲下，等待地震平息，然后再有秩序地撤离出去。在人多的公共场合尽量避开人流，不要胡乱拥挤，不要随便点火，因为空气中可能有易燃易爆气体。

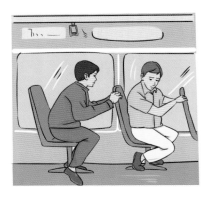

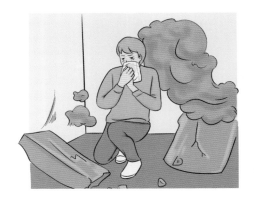

6 在汽车、电车或火车内，应立刻抓牢扶手，以免摔伤，同时要慎防行李掉下来砸伤。面朝行车方向的人，要将胳膊靠在前座席的椅背上，以护住面部，身体倾向通道，两手护住头部。背朝行车方向的人，要两手护住后脑部，并抬膝护腹，紧缩身体，做好防御姿势。地震后，迅速下车转移到开阔地。

7 如在野外，这时就要飞速避开水边，如河边、湖边，以防河岸坍塌而导致落水。还应避开山边的危险环境，如山脚下、陡崖边，以防山崩。如遇山崩、滑坡，应向与滚石前进路径垂直的方向奔跑躲避。

8 如在城市，不要靠近水泥建制的板墙、门柱等躲避，而应该尽快跑向较为开阔的地区。当大地剧烈摇晃、站立不稳的时候，应选择开阔地或蹲或趴，以免摔倒，但不要随便返回室内，并避开高大建筑物。特别要注意用手或旅行包等保护头部。

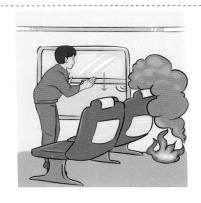

9 被困时，设法保持呼吸道通畅，尽可能用毛巾、衣服捂住口鼻，防止烟尘造成窒息；若无力自救脱险，尽量减少体力消耗，等待救援，大声呼喊不如用砖石有节奏地敲击水管、暖气管或坚实的墙壁，敲击时不宜用力太大，以防引起塌方。

注意

首先确保自身安全，听从专业救援人员的指导；先救近，后救远；先救易，后救难；先挖掘，后救治；先救命，后治伤。

火 灾

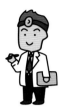

　　火在人类进化和生产过程中起到很大的作用，然而火失去控制也会给人们带来巨大的损失。发生火灾的部分原因是装修工人操作时违反安全操作规定、遗留火灾隐患、使用材料不当、施工人员素质不高等因素造成，还有自然因素等不可逆原因，也会导致较大的人员伤亡和财产损失。

家庭失火

家用电器着火
　　先立即切断电源（可直接拉电闸，以免发生触电），再用湿棉被或湿衣物将火压灭。老式电视机起火时，要从侧面靠近电视机，以免显像管爆炸伤人。

　　迅速盖上锅盖即可灭火。如没有锅盖，可将切好的蔬菜倒入锅内灭火。切忌用水浇，以防燃着的油溅出来，引燃厨房中其他可燃物。
炒菜时油锅起火

液化气罐着火
　　可用浸湿的被褥、衣物等捂住，还可将干粉或苏打粉用力撒向火焰根部，在火熄灭的同时关闭阀门。

　　不要挥舞手臂或跑动，这样会助燃，应立即用大衣或毛毯裹在身上，并躺倒滚动几圈，以扑灭火苗。
衣服着火

注意

开门逃生时，先感觉一下门的温度，如果门是凉的，就打开门离开；如果门是热的，千万不要开门，应打开窗户呼救，若楼层不高，可用绳子或床单绑在窗沿上逃生。

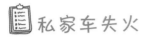 **私家车失火**

加油过程中起火

立即停止加油，疏散人员，并迅速将车开出加油站，用灭火器或衣服、毛毯将油箱上的火焰扑灭。

被撞后起火

先设法让车内所有人逃到安全区域，保障人员安全之后再进行灭火，或拨打"119"火警电话。

引擎处冒出浓烟

如果引擎处突然冒出浓烟或闻到异味，驾驶员应迅速停车，告诉乘坐人员打开车门下车，并切断电源，用随车灭火器灭火。立即拨打"119"火警电话。

引擎处蹿出火苗

情况比较危急，这时千万不要打开引擎盖，否则会加大火势，可以拉开锁止扳手，从缝隙处往里面喷灭火剂，等火苗消失后再打开引擎盖进行下一步处理。

注意

1.私家车起火千万不能用水灭火，这会让汽油浮在水面上并到处迸溅，加大火势。

2.停车的时候位置不当，比如靠近可燃物，就可能发生火灾。因此在寻找停车位时务必注意看清周围是否有可燃物或高温源。

地铁发生火灾

1 服从站台指挥人员的指挥，确认起火的部位。

2 辨别自己所处的位置、判断距起火点的距离及火势大小，并选择正确的逃生路线。

3 身体呈匍匐状态或弯腰，尽量避开烟雾毒气的袭击。

4 用水将手绢、衣服等物品弄湿，捂住口鼻，防止烟雾毒气吸入体内，以防中毒的发生。

注意

1.要使用手电筒、手机、打火机等一切可以利用的照明工具，寻找疏散标志。

2.如果车门打不开，应在未着火的部位将面向站台方向的玻璃窗砸开，从车内到达站台。

3.保持冷静，切勿慌张，以免发生混乱，造成乘客间相互拥挤、踩踏等伤亡事故。

列车发生火灾

1 当火势不大时，乘客可利用列车上的灭火器材扑救火灾，有秩序地在乘务人员的引导下，从起火车厢疏散到相邻安全的车厢内。

2 利用车厢前后门逃生。每节车厢内都有一条长约20米、宽约80厘米的人行通道，而车厢两头有通往相邻车厢的手动门或自动门，当一节车厢内发生火灾时，这些通道是被困人员利用的主要逃生通道，乘客们应尽快利用车厢两头的出口，然后有秩序地逃离火灾现场。

3 利用车厢窗户逃生。车厢内的窗户一般为70厘米×60厘米，装有双层玻璃，在发生火灾的情况下，当列车停稳后，若火势太猛，被困人员可用一切坚硬的物品将窗户的玻璃砸破，通过窗户逃离火灾现场，但切不可在火车还未停的情况下跳车逃生。

4 当火势较大、烟雾弥漫时，乘客可通过各车厢互连通道，采取低姿行走的方式逃离火灾现场。

5 列车车厢着火时，有时间的话，应迅速关窗，以免风吹进车厢，造成火势迅速蔓延，加重灾情。

6 逃离车厢时，应向列车行进的方向逃离，这是因为风向的原因，火势通常都是向火车行进的反方向蔓延。

注意

1.车厢内浓烟弥漫时，乘客应用湿毛巾、口罩、随身衣物捂住口鼻，并尽量低姿行走，防止吸入大量有毒气体而窒息。

2.当起火车厢内的火势不大时，争取组织救火，并且不要开启车厢门窗，以免大量新鲜空气进入后，加速火势的扩大蔓延。

轮船发生火灾

1 船上一旦失火，由于空间有限，火势蔓延的速度会非常惊人。这时应听从船员的命令，并向上风向撤离和用湿毛巾捂住口鼻。

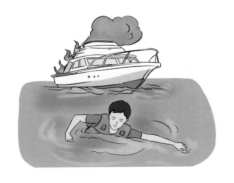

2 若是甲板下失火，船上的人应立即撤到甲板上并关上舱门、舱盖和气窗等所有的空气口，以防空气进入，然后在甲板上或者其他容易撤退的地方进行扑救，如果无法迅速灭火，应该撤离火场，甚至弃船。

3 当某一客舱着火时，舱内人员在逃出后应随手将舱门关上，避免火势蔓延。当船上大火将通道封锁致使火层以上楼层人员无法向下疏散时，被困人员可以疏散到顶层，然后向下释放绳缆，沿绳缆向下逃生。

注意

1.不要擅自打开情况不明的窗户和门。开门前应用手背测下门把手的温度，如果温度过烫，门外很有可能就是火场。

2.弃船后，应尽快远离出事船只，因为下沉的船舶会造成漩涡，把人卷入。

3.在撤离舱室前，首先应尽可能地多穿衣服，有条件穿不透水的衣服则更好，戴上手套、围巾，穿好鞋袜。

飞机发生火灾

1 行动一定要听从机组（空乘员和飞行员）指挥。

2 利用毛巾自制简易口罩，以保护自己的呼吸。

3 离火源较近的旅客一定要积极参与灭火行动，因为这是生死攸关的事情，狭路相逢勇者胜，务必无所畏惧地奋力灭火。

注意

1.不可一窝蜂地涌到没着火的区域，以免造成飞机迅速失衡而失控。

2.帮忙灭火时不要担心座椅套拆除以后的座椅海绵垫着火，因为这个垫子同样要求由阻燃材料制成，有些表面还必须套上防火布，其阻燃效果比一般的外套还厉害。

3.要了解清楚最近的紧急出口的位置，乘客在登机以后应该数一数自己的座位与出口之间隔着几排。一旦机舱内充满了烟雾，乘客仍然可以摸着椅背找到出口。

4.客机起飞后3分钟与降落前8分钟是最危险的时间段，有调查显示，80%的空难发生在这两个时间段内，所以在这两个时间段内，旅客要保持警惕，不要登机后即呼呼大睡。

特殊地带旅游伤害

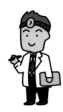
大自然是设计师，历史是工匠，旅游者带上灵魂和身体一起去旅行，感受那份原始的美丽。但是，在出行目的地往往有难以预料的意外发生，万一遇到了这些事情，我们不仅无心去感受那份原始的美丽，还有可能威胁到自身的生命。

寒冷地带

1.防备雪盲。为了防备雪盲，在冰天雪地里要佩戴墨镜或太阳镜。

2.防干燥、冻裂。为了防备肌肤干燥、冻裂，可以使用润肤露和润唇膏。

3.做好保暖。为了防备冻疮的发生，在风雪天外出时应戴上手套、防寒帽、耳朵套，并保持脚部的温暖干燥。袜子湿了要及时更换，风大时应停止户外活动和经常按摩揉搓冻伤部位以促进血液循环。如在高海拔地区，可补充吸氧以促进血液循环。

高原环境

1.保持良好心态。避免过于紧张，保持良好的心态和消除恐惧心理。如患有严重心肺疾病的患者应避免前往高原地区。

2.控制体能消耗。避免剧烈运动，保持良好的食欲及体重的平衡。

3.良好的习惯。保证充足睡眠，切勿暴饮暴食、酗酒；如刚刚到达高原地区的几天内尽量不要洗澡。

4.高原反应。在专业人员的指导下服用抗高原反应药物；可适当吸氧，当反应症状加重时，应及时到医院就诊。

热带雨林区域

1. 打疫苗。提前做好疾病疫苗的注射，准备好驱湿防暑药品，多喝淡盐水、吃清淡的食品并保持身体健康，提高免疫能力。

2. 户外急救包。必须准备药品，如蛇药片、预防疟疾的药品、肠胃药、云南白药、酒精、碘酒、药棉、纱布、绷带等。并携带充足的饮用水，如需取用自然水源，请务必加热煮沸才能饮用。

3. 野外防蛇。用木棍拨打草丛，将蛇惊走。如一旦不慎被毒蛇咬伤，千万不要惊慌，要及时寻求专业医疗救治，并迅速进行自救。自救处置，应先把伤口上方(靠心脏一方)用绳或布带缚紧，再用力挤压伤口周围的皮肤组织，将有毒的血液挤出，然后用清水或唾液清洗伤口，可同时服下解蛇毒药片，并用药片涂抹伤口。

4. 野外防雷。如果在雨林中遇到雷雨，可到附近稠密的灌木带躲避，不要躲在高大的树下。避雨时应把身上金属物暂存到附近一个容易找到的地方，不要带在身上。

5. 野外防蚊。不能穿短衣裤，并应扎紧裤腿和袖口。当夜幕降临时，最好支起帐篷或蚊帐才睡觉，以防蚊虫叮咬。

6. 野外防虫。在鞋面上涂肥皂、防蚊油等可防止水蛭上爬，大蒜汁也可驱避水蛭。要喝开水，防止生水中的水蛭幼虫在体内寄生。如被水蛭叮咬，勿用力硬拉，应拍打使其脱落。也可用肥皂液、浓盐水或用火烤使其自然脱落。并压迫伤口止血或用炭灰研成末或捣烂嫩竹叶敷于伤口。

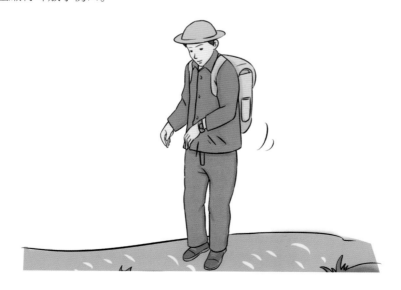

附录1：心肺复苏术（CPR）

成人徒手心肺复苏术

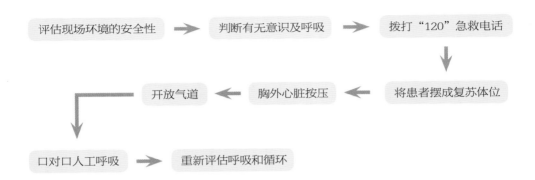

评估现场环境的安全性 → 判断有无意识及呼吸 → 拨打"120"急救电话
↓
开放气道 ← 胸外心脏按压 ← 将患者摆成复苏体位
↓
口对口人工呼吸 → 重新评估呼吸和循环

1.评估现场环境的安全性

发现患者倒地后，为了保障自己、患者和旁人的安全，首先要观察、了解整个现场的环境情况，确定现场是否安全。

2.判断有无意识及呼吸

①双手轻拍患者的双肩，凑近其耳边大声呼喊："喂！你怎么样了？"仔细观察其有无反应，除了应答反应，还须观察其有无肢体活动。

②如果患者对声音刺激无任何反应，可掐按人中穴5秒钟，同时观察其胸部、腹部有无起伏，判断呼吸是否正常。

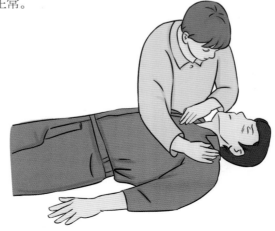

3. 拨打"120"急救电话

确定患者心脏骤停之后，如果现场有一位以上的救护者，其中一人应立即拨打"120"急救电话，同时另一人开始对患者施行心肺复苏术。

4. 将患者摆成复苏体位

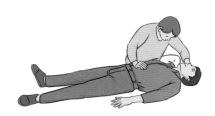

①救护者迅速跪在俯卧位或侧卧位的患者身体一侧，将患者的双上肢向上伸直，再将外侧下肢搭在内侧下肢上。

②救护者的一只手固定在患者后颈部，另一只手固定在其外侧腋部。

③救护者稍用力将患者整体翻动成为仰卧位，使其头、颈、肩、腰、髋在同一条直线上。

5. 胸外心脏按压

①救护者跪在患者身体的任意一侧，身体正对患者两乳头，两膝分开，与肩同宽，两肩正对患者胸骨上方，距离患者身体一拳左右。

②将一只手的掌跟部放置在患者胸部正中，中指压在一侧乳头上，手掌根部放在两乳头连线的中点处，不可偏左或偏右。

③另一只手的掌根放在上一只手的手背上，两手十指交叉相扣，确定手指不会接触到肋骨。

④以髋关节为支点，利用上半身的力量往下用力按压，两臂基本垂直，使双肩位于双手正上方，肘关节不得弯曲，保证每次按压的方向垂直于胸骨。

⑤按压深度至少5厘米（平均按压深度控制在6厘米），相当于胸壁厚度的1/3，以触摸到颈动脉搏动最为理想。压一下放松一下，待胸部完全回弹、扩张后再进行下一次按压，同时掌根始终不得离开胸壁，以保证位置的准确。

⑥按压的频率为每分钟100次（不超过每分钟120次），以该频率连续"按压—放松"30次，保持节奏均匀，按压和放松回弹的时间应该是相同的。

6. 开放气道

①开放气道是进行口对口人工呼吸之前必做的准备工作。首先清理口腔异物，如果有明显异物，如呕吐物、脱落的牙齿等，可用手指挖出，以保持气道通畅。

②选择"压额提颌法"或"双手托颌法"，使伤病员的气道保持畅通。

7. 口对口人工呼吸

①口对口进行人工呼吸是为患者提供氧气的快速、有效的急救法。施救者的一只手放在患者前额，用拇指、食指捏住其鼻翼，使其嘴巴张开。

②施救者正常吸一口气，然后用自己的嘴严密包绕患者的嘴，尽量避免漏气，向患者嘴内吹气，直到其胸部鼓起，吹气时间维持1~2秒。

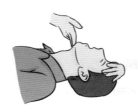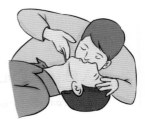

③移开嘴，松开紧捏患者鼻翼的手指，待其胸部回落，"吹气时胸部明显上抬—嘴移开后胸部回落"形成一次有效的人工呼吸。

④重复以上3步，连续进行2次有效的人工呼吸。

8. 重新评估呼吸和循环

①在做完5次"胸外按压—人工呼吸"的循环之后，检查一次患者的颈动脉。

②如颈动脉搏动未恢复，则停止胸外心脏按压，摆放成复原卧位。并继续严密监控患者的呼吸循环功能，直至医护人员前来。

③如颈动脉搏动未恢复，则继续胸外按压和人工呼吸，此后每5分钟检查一次脉搏。

1.两人操作的孕妇心肺复苏术

①将孕妇摆放成复苏体位，并确定其平躺在坚实的平面上。

②一人跪在孕妇身体左侧，按照正常方法进行心肺复苏的操作；同时另一人跪在孕妇身体右边，用手不断地将孕妇的肚子往左边推，以把肚子推到身体中线为目标。

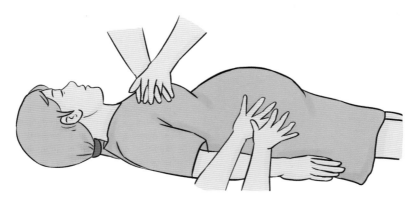

2.单人进行孕妇心肺复苏术

①如果现场实在找不到另一个人，只能一个人对孕妇实施心肺复苏术时，就要想办法将孕妇的右背部垫高30°，最好选择坚硬的木板，或者任何坚硬、安全的物体，在为孕妇摆好复苏体位之后，将其垫在孕妇的右背部；不宜选择毛毯、衣服等太软的物品，否则会影响效果。

②如果手边没有什么东西可以为孕妇垫高，救护者可以跪在孕妇的身体右边，把孕妇抱到自己的大腿上，用膝盖及大腿将孕妇的右背顶起约30°高，然后依照成人徒手心肺复苏术的方法进行急救操作。

婴儿的心肺复苏术

1.评估现场安全性

发现婴儿失去知觉，首先应确保环境的安全性。如有必要，先将婴儿移至安全地带。

2.判断婴儿有无意识——刺激足底

①用一根手指对婴儿的足心进行适当的刺激，或者用手掌拍击婴儿的足底，同时呼唤他的名字，观察婴儿是否啼哭、挣扎。

②如果婴儿没有任何反应，掐按其人中穴或合谷穴，如能睁眼或啼哭，说明其有意识。

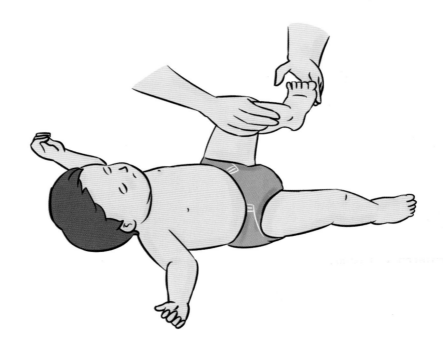

3.先按压2分钟，再打急救电话

如果没有其他施救者前来，现场只有一名施救者，应先进行2分钟的徒手心肺复苏，再拨打"120"急救电话。打完电话后继续进行心肺复苏，直至救护人员到达现场并接手急救。

4.摆正体位

将婴儿仰卧在较硬的平面上，若没有合适的地方，也可以抱着婴儿，用前臂支撑婴儿的背部，用手掌支撑婴儿的头颈，使婴儿的头部轻度后仰，并保持这个状态。

5. 胸外心脏按压——双指按压法

①将一手的食指、中指并拢，指尖垂直向下按压婴儿的胸骨。

②按压的位置在两乳头连线的中点下一横指处，并确保没有按压到婴儿的肋骨。

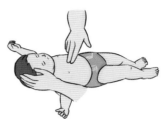

③按压到婴儿胸部下陷1/3~1/2，然后放松，同时手指不离开婴儿的胸部，待其胸部充分回弹再进行下一次按压，即按压时间和放松时间为1：1。

④按压频率比成人稍快，应在每分钟100次以上，一般为每分钟120~140 次。以这个频率重复按压30次。

6. 开放气道

①清除婴儿口鼻内的可见阻塞物，用手指小心地勾出。

②将一只手放在婴儿的前额，另一只手的一根手指尖托住婴儿的下颌，使头部轻微后仰。

7. 口对口人工呼吸

①施救者正常吸一口气，将嘴唇罩住婴儿的口、鼻，形成密封。在1秒钟内将气体平稳地吹入婴儿的口、鼻内，见其胸部隆起即可。

②施救者的嘴离开，观察婴儿的胸部是否下降。如果吹气时胸部隆起，吹气结束后胸部下降，就表明进行了1次有效的人工呼吸。应连续进行2次有效的人工呼吸。

8. 检查脉搏——触摸股动脉或肱动脉

以15：2 的比率不断地重复进行"胸外按压—人工呼吸"，检查婴儿脉搏是否恢复，可触摸股动脉或肱动脉进行判断。

附录2：海姆立克急救法

站立位的上腹部冲击法（适用于意识清楚的患者）

卧位的上腹部冲击法（适用于意识丧失的患者）

1.站立位的上腹部冲击法（适用于意识清楚的患者）

①患者取站立位，弯腰并头部向前倾，施救者站在患者身后，一腿在前，插入患者两腿之间呈弓步，另一腿在后伸直，同时两臂环抱患者的腰腹部。

②施救者一只手握拳，拳眼置于患者脐上两横指的上腹部，另一只手固定拳头，并突然连续、快速、用力向患者上腹部的后上方冲击，直至气道内的异物排出或病人意识丧失。

③如果患者在抢救的过程中意识丧失，应立即将其摆成平卧的复苏体位，用心肺复苏术进行急救。

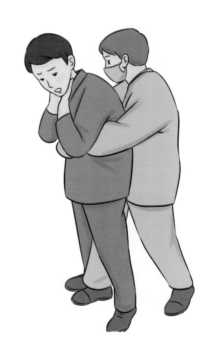

2.卧位的上腹部冲击法（适用于意识丧失的病人）

①将患者摆放成平卧位，抢救者骑跨于患者大腿两侧。

②将一手掌根置于患者肚脐上两横指处，另一只手重叠于第一只手上，并突然连续、快速、用力向患者上腹部的后上方冲击。

③每冲击5次后，检查一次患者口腔是否有异物。如果发现异物，立即将其取出。

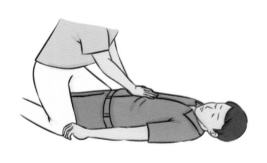 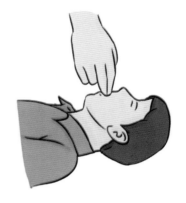

孕妇及肥胖者的海姆立克急救法

1. 站立位的胸部冲击法（适用于意识清楚的孕妇及肥胖者）

①患者取站立位，头部向前倾，施救者站在患者身后，一腿在前，插入患者两腿之间呈弓步，另一腿在后伸直，同时两臂环抱病人的胸部。

②施救者一手握拳，拳眼置于病人两乳头连线中点，另一只手固定拳头，并突然连续、快速、用力向患者胸部的后方冲击，直至气道内的异物排出或患者意识丧失。

③如果患者在抢救的过程中发生意识丧失，应立即将其摆成平卧的复苏体位，使用孕妇心肺复苏术进行急救。

2.卧位的胸部冲击法（适用于意识丧失的孕妇及肥胖者）

①将患者摆成平卧位，抢救者骑跨在患者身体两侧。

②用一手的掌根部放在患者两乳头连线中点的部位，另一只手重叠其上，双手十指交叉相扣，并连续、快速、用力垂直向下冲击。

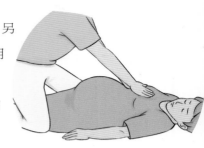

③每冲击5次后，检查一次患者口腔是否有异物。如果发现异物，立即将其取出。

婴儿的海姆立克急救法

①抢救者将患儿面部朝下，头部低于身体，臀部朝上，放在救护者的前臂上，用手托住其颈肩部，并将自己的前臂支撑在大腿上方。

②救护者用另一手掌根部连续叩击患儿肩胛间区5次。

③将患儿翻转成面部朝上、头低臀高的体位，检查其口中有无异物，如果发现异物，用手指小心抠出。

④如果未发现异物，立即用食指、中指连续冲击患儿两乳头连线中点下一横指处5次，再将其翻转为面部朝下，从叩背开始重复以上操作，交替进行叩背和压胸，直至异物排出。

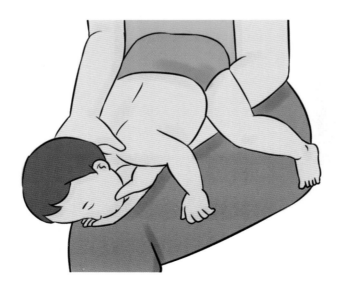